展讀文化出版集團
flywings.com.tw

展讀文化出版集團
flywings.com.tw

神農本草經註論

華佗醫心系列6

孫子雲 著

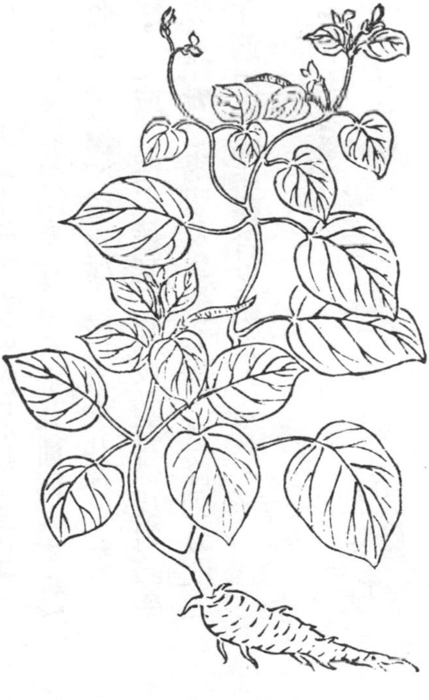

出版序

《神農本草經》是中國現存第一部堪稱完備的藥書，簡稱《本經》，其總結了先秦時代藥物應用之知識與成就，假托神農之名問世，奠定了中國藥學發展的良好基礎，該書除其本身醫學成就之外，亦具有相當重要的歷史意義。

《本經》雖然早已失傳，但因其本身所附之醫學價值斐然，仍有許多專家學者致力於原本復原大業，其至清代尤盛，而爲《本經》新撰註論者，亦不在少數。本書爲民初名醫孫子雲先生所輯之註論版本，原書僅將內容分爲上、下二卷，卷上記述《本經》上品藥，卷下爲中品藥及下品藥，此次適逢本公司將其重刊，爲方便讀者們閱讀，特將內容重整爲上、中、下三卷，分別敘述上、中、下三品藥物，以呼應《本經》對於藥物分類之精神；又作者斟酌時情，僅載較具實用性的藥物三百一十八種於書中，其中八十九種爲《本經》附品藥與他種非《本經》所載藥物，故本書實際收錄《本經》藥物僅二百二十九種。

而內文載藥方式，先於各藥項下記有《本經》文或其他古籍文，其後又有孫氏對該藥的註文及附論，多爲記述該藥之藥性，並蘊藏諸多作者之臨床及學術心得，且條列分明，爲有心學習中醫藥物者所不可或缺之最佳讀本，亦適用於臨床醫者之研習。

主編 陳冠婷 丙戌年

序

古之大聖賢大英雄大豪傑大志士無過人之術所以能過人者祇一恒字耳所以大聖賢大英雄大豪傑大志士能成其爲大聖賢大英雄大豪傑大志士皆不出此一恒字恒字如斯則知天下事無不在此一字不然所謂大聖賢大英雄大豪傑大志士皆不能成其聖賢英雄豪傑志士之事業邇乃

孫氏子雲先師率弟子羣聚一室談經立此萬世之宏業作大聖賢大英雄大豪傑大志士之功德於今七載已成大聖賢大英雄大豪傑大志士之志願於是命小子作序小子其生也晚而能追隨大聖賢大英雄大豪傑大志士之履跡雖不能亦爲大聖賢大英雄大豪傑大志士亦可爲聖賢英雄豪傑志士之司文郎歟

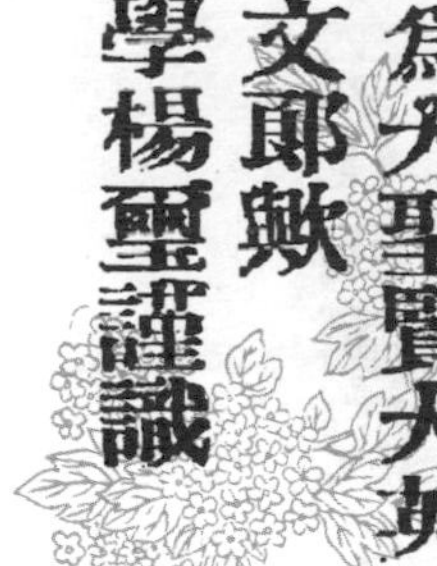

時己巳年臘月釋迦如來成道之第二日後學楊璽謹識

神農本草經註論序

己巳年十二月初八日爲
孫氏子雲講神農本草經終了之期是時小子在側捧硯
先生含笑語余曰汝能文盍不一序小子舌咋而不能縮噫此何事
耶余敢爲序但捧硯於側多日似有小知不知裁酌謹表一言曰凡
作出人頭地事必有人不能耐之苦此余目覩者焉即以爲序
先生哂之

己巳年十二月初八日周小顚謹序

自序

僕以末技而供天下非敢云是祇期授徒恐其久而忘之故筆以書書成於己巳年釋迦如來佛成道之日約經六載其中聚散不一寒暑來往風雲多態百折千搖方有今日計自人參起至衣魚止都三百餘味本內經病理大法方制參以陰陽氣味升降之功雜以羣說或出經驗杜撰書成不能自周以待後之博學君子時弟子道昌明一明根明璽明辰道明明潛啓同道鐸啓光明溫明如允平明振俱在側校閱明匯修文明濟對明辰述

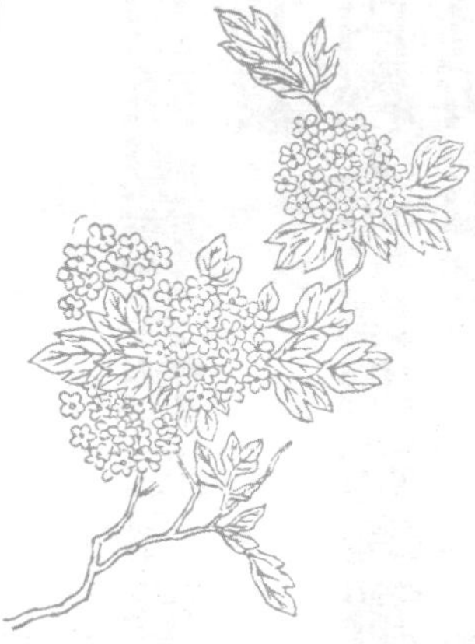

神農本草經註論序

近年研究西醫以來將國有醫學不無輕視以致視聽言動脈理形神置之不講醫聖真傳繫於千鈞一髮之間乃蒙
孫先生子雲垂鑒深遠嘉惠醫林於是詳註內經本草闡明精義講解先聖玄微拯救四民疾苦使後之醫學知有所宗雖然
先生煞費精神諄諄訓迪在吾學者益感慈懷毋負指授深意方藥雖可追循必明其生尅制化妙在分四時審六脈察秉賦識陰陽知其候辨其微抑其強扶其弱鍼灸合法不爽毫釐豈僅以一言而定病之所在已耶近者西醫競尚解剖稱奇本屬醫聖遺傳凡習中醫者當博採旁搜務求真的俾上池之水潤遍蒼生此又我中醫能參透玄秘神而化之之妙也又如古方未能治今人之疾何也是在今昔秉賦之不同故耳況採製藥品尚分四時故治病尋源尤重今昔明其虛實應時而施此為醫家扼要法門特貢諸同仁當慎思明辨

索隱探微作救時濟急之慈航爲醫國醫人之柱石
先生有靈必撚髭而笑曰諸生如是勝作良相多多矣謹陳數言以
誌斯盛云爾

歲在重光協洽冬月長至日雲山散人道名慧濟江朝宗敬序

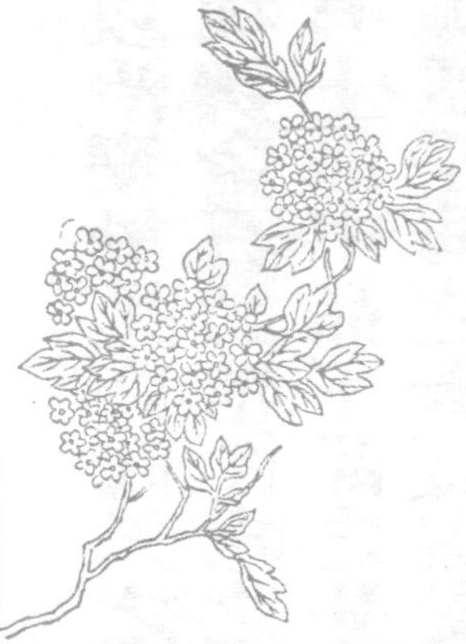

神農本草經註論序

本草一書始自神農憫斯民之疾苦創藥物以治療於是仰觀天之六氣俯察地之五行本五運六氣運用之原理辨金石動植性味之功能爰集三百六十五種以應周天之數藥有上品中品下品之分治有寒熱升降補瀉之別合於人之藏府經脈應乎病之表裏虛實著為本經傳諸後世第詞古義深難於窺測學者昧於經義罔知探本窮源率多按圖索驥固可用當通神然不窮其理祇言其用是藥之用也非藥之性也知其性而用之則用之有本神化無窮襲其用而用之則用之無本窒礙難通因是經義日晦學術日衰良可慨也

漢中

孫子雲先生有鑒於此慨經義愈久而愈湮學術愈趨而愈下體農

皇好生之心存慈航濟世之念不憚殫精竭慮銓釋本經闡發詳備纖芥靡遺道前人向所未道之微示後學聞所未聞之理發明藥之

回味主治適合經文區分草木乾鮮性味自當有別至於金石蟲魚禽獸之屬莫不精研詳考如數家珍不厭一再推敲務期洞明所以然之理而後止要皆據理遵經詞嚴義正俾上古之言瞭如指掌深邃之義炳若日星於神農觀天察地窮理盡性之學洞徹無遺經義因之大昌後學得循正軌其闡明藥性造福醫林裨益於後世民生也豈淺鮮哉

辛未秋八月弟子王文璞拜序

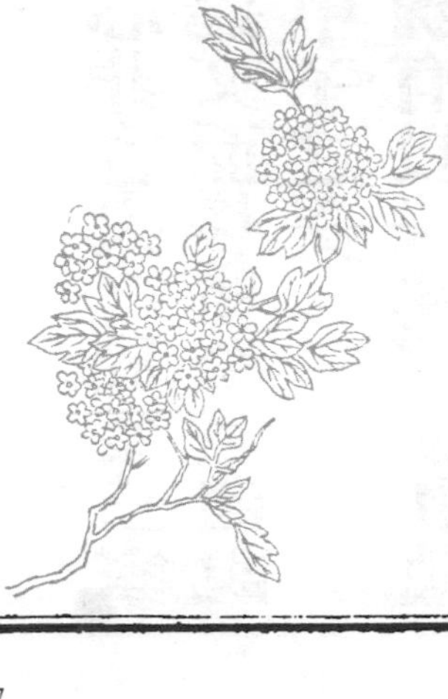

神農本草經註論序

自來註本草者非繁稱博引失之於濫即師心非古失之於妄三家註最稱善本世人比之春秋三傳吾謂左氏逞文而修辭公穀曲說而牽義陳徐諸公之失亦正與相埒也癸亥甲子之交孫子雲先生主講北京實善社於素問一書既有以抉其秘發其蘊矣暇更取神農本經逐品詮釋爲諸生告而於古籍之譌言時醫之誤解者尤必辭而闢之言之至再蓋古聖難傳之秘本不足以語衆人而後世一言之失又適足以毒萬世新穎之說創者矜稱而述者樂誦簡易之法劣者藏拙而庸者樂守先生之意其亦痛心疾首於舉世之庸庸而思有以鍼砭之乎乂讀醫書二十年所見本草約數十種每推鄒氏潤安疏證張氏隱菴崇原劉氏潛江本草述爲諸家所不及今持與先生之註相較則覺三家之說經緯長沙源本氣化精博詳審各有所長而先生之言則按於時切於用亦正足與頡頏

於不朽也癸蜆甲承貞嬗元起是書適成於斯時其亦四千年藥學否極斯明之轉機乎是則昕夕望之者矣

乙丑季冬伊通葉廷乂敬序

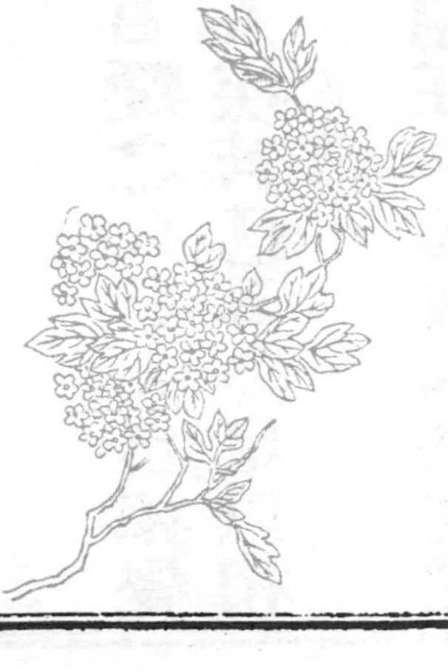

孫師子雲先生註本草經序

范文正公有云不爲良相則爲良醫斯言也昌疑之久矣夫良相燮理陰陽致君澤民此何等事業良醫不過救人疾苦已耳烏足以相衡近以習醫列

孫子雲先生門墻訓誨諄諄嘗謂醫人之道端在乎其陰陽審其虛實益其不足損其有餘偏者正之塞者通之使其臟腑經絡各得其所以運用其固有之良能而已其爲術則博徵天文地理格物致知諸學而觀其會通匯範使人卻病而延年充其究竟雖參贊化育胞與民物不是過也噫此秉國鈞者之所有事也昌不禁恍然悟矣曰文正之言豈余欺哉蓋無旋乾轉坤之經綸者不可以爲醫無起死回生之學識者不可以爲相相也醫也出處偶不同耳其以道濟天下一也

先生憂國醫之式微不忍自秘殷殷以傳道爲仔肩內經註解既已

脫藁今更註本草經終篇矣讀者果善體
先生救世之苦心乎引而伸之觸類而長之俾千載垂絕之醫學發
揮而光大之良醫良相之責又豈異人任哉
歲在己巳佛成道日弟子柯興昌謹識

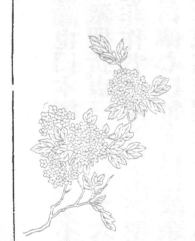

神農本草經註論序

或曰神農本草經註者多矣何爲而復註論也曰本經註解各家不同學說互異初學無所適從故作者薈萃衆理折衷一是而集其大成以爲初學研究之圭臬是說似也而猶非作者之深意也漢醫聖張仲景有言曰吾漢無醫籍可稽學醫者口傳心授每多自秘故余有傷寒論之作痛哉言乎自來醫道式微其原因卽誤於秘本或偶得效驗之方視爲珍寶秘不示人或稍通文墨閉門杜撰僥倖一得遂夸大其詞錄爲抄本吝不付梓卽有謬誤不肯就正高明自誤誤人甚至誤天下誤後世此天下古今醫家之通病也

子雲先生坐視不忍思有以挽其風而救其弊爰就本內二經閉戶鑽研不憚艱苦積年旣久豁然貫通旣有所得不願自秘於是招集有志醫學之士設帳於北京中醫院諄諄講解對於醫理藥性罔不本乎心得發前人所未發斯舉也直接以造就醫生間接以保全民

命宣之口而筆之書作者之深意其在是乎計自癸亥迄己巳歷時
七載而書成中更世變輟講者屢卒賴
先生仁心毅力將內經素問及本草經先後講畢壽朽木之質愧難
雕飾竟得濫廁門墻與聞大道幸也何如本草經講稿既脫輯爲註
論行將付梓公諸醫界謹敘顛末以誌水源木本之思云爾
歲在庚午孟秋受業姜祥壽謹序

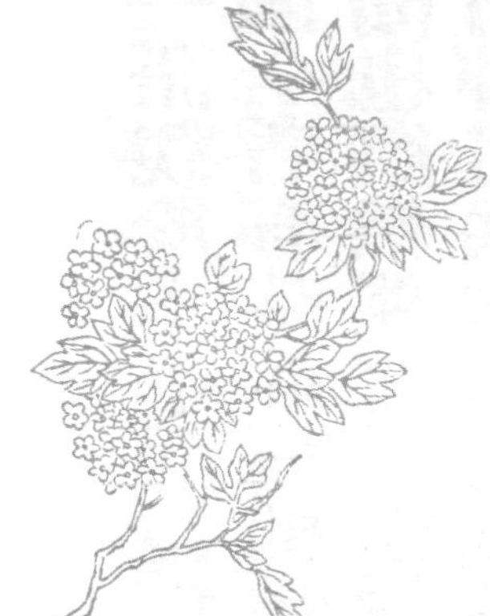

神農本草經註論序

三韓豫錫之先生有言孟子萬物皆備於我一語觀於本草而益信蓋以萬物之性稟於天人得其全而物得其偏全者有時而偏則藉偏者矯正之補益之以復其全此醫道所由昉也雖然醫之為術豈易言哉國家用人非知之有素不能善其任將帥用兵非知之有素未易成厥功醫之用藥猶羣才供驅策三軍待指揮也藥種藥性千差萬別倘知其一不知其二知其淺不知其深其不至因誤藥而誤醫者復幾何乎故知而善用之溲勃亦能奏效不知而誤用之參苓亦足殺人中國醫藥學雖不顯然分科而黃農內本二經自古並傳於醫林無少軒輊良有以也本草一書關係既重註家異同端賴衷諸一是是書成於

孫子雲先生之手正註附論互相發明去陳言而不湮古意重實驗而不撫浮文善讀者潛心玩索於百藥之品性氣質形色臭味及所

產之地所生之時無不可豁然而會其通則是書也謂爲用人者夾袋之儲用兵者干城之寄可也不用則已用則通神古今來良相良將良醫之經綸豈二致哉是爲序

歲次辛未長至日受業北平白崇岱謹序

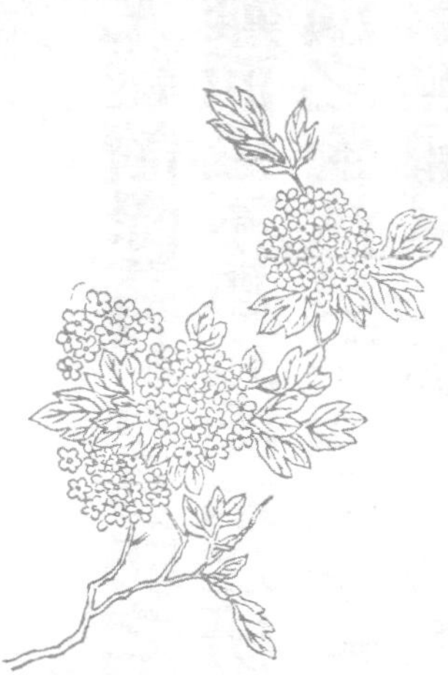

神農本草經註論序

古書難讀吾華古書更難讀吾華古醫書尤難讀際茲科學昌明之世泰西醫學日新月異而歲有不同設畏難而退不加以深刻之研究吾華之醫學必將一蹶不振不免於天演之淘汰矣蓋西醫學術悉據科學定理事事準諸實驗寧缺勿濫斷無捕風捉影之談師生世守一說得之而千古弗易未得而踵進不已療治有一定之軌律患者自有絕對之信仰故西醫之視中醫直斥爲荒謬不經亦無不可且彼西醫發明綦夥今日雖尚未臻圓滿之境域而披荆斬棘始終匪懈自可操最後勝利之左劵吾中醫界誠宜自愧弗如也夫中醫既不及人遠甚棄之可矣吾固非持保存國粹之說自炫而欺人又何必舍科學之正路而不由耶然揆之事實殊有大謬不然者彼西醫認爲不治之症者中醫或能應手而愈西醫須經過長時間之治療者中醫或不數日而可愈至於中藥取材之廣收效之奇益足

使西人望塵而却步窮畢生之精力莫能究詰一草一木之質性以誠有不可磨滅者在也蓋吾華醫藥有至深奧之哲理存於其中尤以神農氏嘗百草之氣味著本草經直以已之臟腑爲試驗藥性之工具其性之寒熱燥溼氣之清濁厚薄百試不爽銖兩悉稱較之泰西科學實驗誠有過之無不及繼此而興者有黃帝之素問靈樞張仲景之傷寒金匱對於臟腑脈絡之職司陰陽氣化之關係莫不有極深刻之學理均足爲後世習醫者之寶筏而推原其本實以本草經爲最古且最含有科學精神之一書也徒以後此者祇知墨守成規不進而推闡之甚且剽竊皮毛自矜有得以致數千年後依然故我坐視西醫凌駕而上誠吾華學術界之大恥也幸吾師子雲先生毅然以昌明醫術整理古籍爲已任一時學者咸爭附之逐日研討積有年所根 於此道雖爲門外漢然每於座末得聆偉論私衷輒慶幸無已誠以對於中醫古籍能如是研討如是整理者

曠古實無此先例吾國人苟能咸宗此法而推及於一切學術再進而發揚光大之其成效當必有斐然可觀者醫書豈難讀哉古書豈難讀哉唯視吾人能否努力耳今當本草經註論發刊之始聊誌數言且爲吾國學人進一解焉

中華民國二十年十二月弟子明根謹序

神農本草經註論序

予成年時國家罷科舉立學堂庭訓時請命入學家君不許謂人之求學所以應社會之需社會以人爲主體人之所患莫甚於病欲得人之健康莫貴乎醫姑舍汝所學而從我於是授書命讀當予初習醫時誦讀頗勤然字句深奧每難了解日久漸至嫻熟及讀本草經參考張隱菴葉天士陳修園三家之註雖亦了解而其所以然之處尚多不明斷斷於此十數年每欲深究而未果厥後從政數年又多荒廢尤爲抱恨今幸

孫師子雲教授予適來燕日夕侍從遂多聆悟舉凡前之所不明者今悉皆明之吾

師尤能於藥品之長處闡發其精微發前人所未發則予之得聆師門教益何幸如之庚午夏予同門姜君瑞年白君鎮東王君質卿三讀三校而成是書名爲神農本草經註論適同門王君質卿發有善

願提倡付刊嘉惠後學善莫大焉予不敏謹記顛末非敢云序

庚午年秋九月江蘇高郵夏之璜長春氏謹識

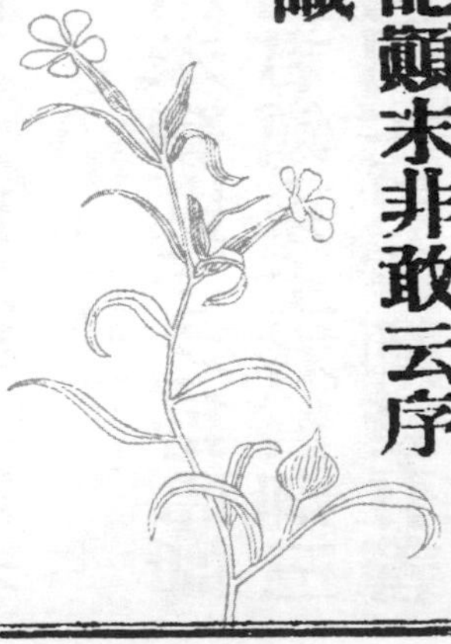

神農本草經註論序

醫之爲道握陰陽主生殺懷博愛之心行仁慈之術非恃以謀利者也漢中
孫先生子雲痛醫道之日微於甲子春設帳講學非徒行仁術於一時志在立萬世法推行仁術於無窮列
先生門墻者有王旭初王質卿祥瑞年費介貽姜潛菴白允升白益齋徐璞山喜如山王澤臣王濟之姜鳳九關稚杉柯世五崇鎮東陳佩紳劉一之甘華封賀成甫幾二十人終日從
先生講研內本二經六年以來內經已成其半本草亦於已巳冬脫稿噫旭初如山已歸道山璞山濟之又養痾謝客其他如介貽潛菴益齋或從事教育或服務交通均各爲生活計不得竟所學 彝性鈍魯忝列門墻得從諸君後因俗累不能日親
慈顏實有負我

師耳提面命之至意但我
師之心血不忍置之高閣得聞則敬聆
訓誨受益良多計我
師所著本草一書論藥之氣味厚薄升降論病之寒熱虛實論方之
君臣佐使或參羣說或本靈素貫通闡發精確無遺開空前之大觀
俾讀者得醫道之門徑不至爲謀利輩所薰陶豈止論藥性而已哉
奉命爲序謹就事實恭述大略使後人知我
師所著之精華並明當日之盛況也
己巳冬望日受業傳定葊謹識

序

世人多云以古方治今病恐未中的斯言一出則後世爲醫者盲無所從要知古方之妙原非後人所及後人不學未能窺古方於萬一不知何者當去何者應加祇以成方治病無往而不敗也然欲知古方之妙不能不讀本草查本草一書惟神農本草經近古不遠尚有統系其文字古奧不易了解註家雖多或失於繁或失於簡

先師孫氏子雲率弟子等研究此書計二千五百二十餘日始克完成其中闡發妙理無微不至此書一出知天下後世蒼生當獲福不淺爲醫者由此亦可悟古方之奧書成命序聊作數語以誌年月耳

己巳年十二月關敏本敬序

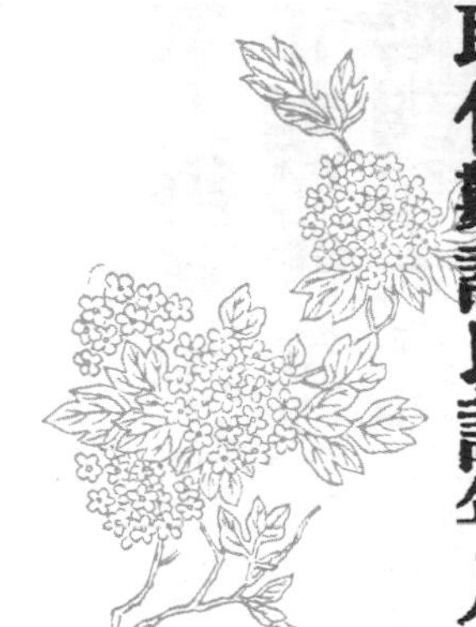

序

藥可以生人亦可以殺人天地陰陽五行之氣人得其全萬物各得其偏人身陰陽五行之氣因天時氣候之不正起居飲食之失宜偶然失調須藉萬物之氣以調之以萬物之陰陽調和人身之陰陽以萬物之五行調和人身之五行對症製方未有不藥到病除者所謂用當通神也否則人參雖爲良品而獨參湯用以治熱病亦足以殺人自近世以醫謀生關於藥性未暇深求臨症時或泥守成方或妄投方劑日殺人於不知不覺之中猶詡詡然自號於衆曰是有命焉非醫之罪也其誰欺欺天乎幸我

師孫子雲夫子素存濟世之願對於庸醫殺人不忍坐視遂發救世婆心每日晚間講解神農本草經一書自始至終逐味窮究其理逐字推敲其義以期藥性藥味藥色藥氣及其生尅升降變化之理人人了解於心中庶臨症立方審病定藥君臣佐使配製得宜積時七

載全書告成德　幸得隨諸師兄驥尾側聞
明教近朱者赤近墨者黑良冶之子必學爲裘良弓之子必學爲箕
如入芝蘭之室久不聞其馨與之俱化矣德　何幸得與
良師友日相聚處習聞人身形臟變化之功能藥性生尅之效力而
今而後雖不敢望爲救世之良醫或亦不致爲殺人之庸醫也謹識
數語用以自警
己巳十二月受業姜祥德謹序

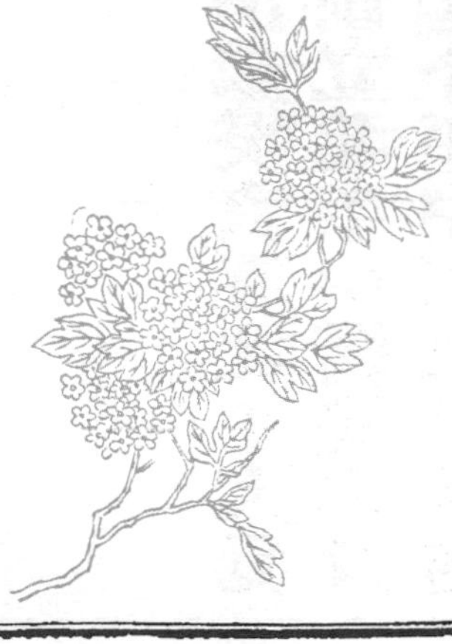

神農本草經註論序

漢中名醫孫子雲先生光受業師也醫學湛深心存博濟歲癸亥在北平大覺胡同創立北京實善社旋改在大帽兒胡同創立北平中醫院率及門諸弟子逐日施醫施藥治愈約數十萬人迄今平中市民口碑猶載道焉而吾師志願宏大善業不限於施醫更欲以己之所學傳之天下傳之後世爰於每日晚間爲及門諸弟子講解黃帝內經及神農本草經仲聖傷寒論善誘循循寒暑弗輟時經十載內經素問及本草經先後講畢傷寒論仍在繼續講解中光於醫學本無根柢因逐日聽講略有所知曾在公安局領有行醫執照並在中醫院隨同施醫惜爲環境所迫於庚午秋八月餬口於靑島致中途荒廢學業深愧有負栽培然化雨沾濡每一思及輒抱木本水源之想現北平中醫院因欵

絀停辦消息傳來爲之寢不安食不飽者累日想吾
師費多年之慘淡經營受無數之艱難困苦始爲醫界成立一慈善
機關一旦等於泡影曇花殊可惜也 光自恨棉薄挽救無方惟有時
時以吾
師之心爲心遇機施診以期無負吾
師諄諄教誨之意云爾茲神農本草經行將付梓而回憶講書之北
平中醫院已殘敗彫零時勢變遷不勝滄桑之感則神農本草經註
論一書實爲北平中醫院停辦後之告朔餼羊也及門王君質卿知
此書爲吾
師一生心血所寄發願付印藉廣流傳以了吾
師一生未了之願善哉此舉是書印成是醫院雖亡而吾
師之醫道仍可大白於天下垂教於後世則醫院雖亡而未亡也
時辛未秋九月受業姜裕光敬序

神農本草經註論序

先哲有云良將知兵良醫知藥又云治亂如治病用藥如用兵誠以古之良將無不知兵而良醫無不知藥也然兵乃兇器而藥實含毒兵常用則不祥藥常用則害人其故安在哉殆因殺敵致果死之者衆而無病服藥害實匪淺也昌黎云有聖人者立爲之醫藥以濟其夭死是知醫爲術而藥爲用要在因症施藥用當通神耳故曰良醫知藥者的確之論也我

孫先師子雲懷道挾術轍環天下憫醫學之不振悲國粹之淪亡乃慨發宏願以生平所學集群弟子於一室而講授焉除詮註內經外又將神農本草經註論之凡講一藥必先觀其形察其色嗅其氣咀其味考其產地評其性別明其佐使論其偏正因何相反以何相需或宜於內或宜於外或內外兼功或升降適異雖纖毫粒末亦必詳推其所以然之理發前人所未發以是六易寒暑始克成功命平作

序因愧不文未敢應承茲屆我師

王質卿夫子倡資刊梓不敢再行緘默自棄門墻爰以己見所及為

同仁補述之曷敢言序亦聊以記實云爾及門弟子允平甘執中拜

識

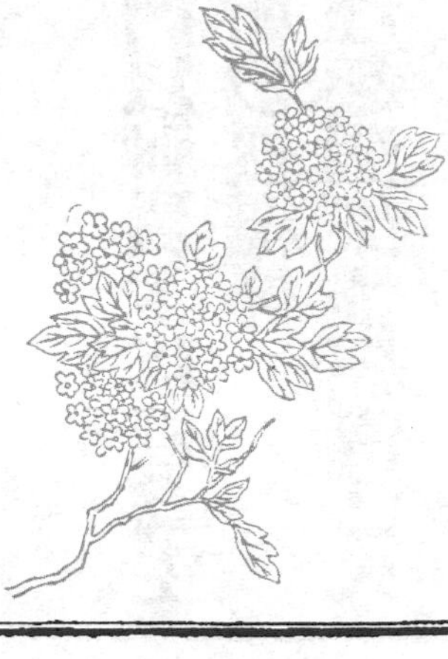

神農本草經註論序

僕幼肄業於太醫院醫學校課中有藥學一門以神農本草經爲主曾經授讀未得要領祇知其當然而莫知其所以然繼經孫先師子雲耳提面命始知本經文辭古奧理趣淵深惟經傳已久不免錯簡故後人添補之句亦復不少

先師略事刪改加以註論純以內經病理大法方制闡發此經之奧旨或參羣說或自發明窮究藥性之陰陽氣味之升降病理之精華功能之確當透發無遺其文顯其理淵其最妙者以一義而詮諸症俾至理畢宣此所謂得其要者一言而終不得其要流散無窮以理推之藥物雖夥槪可知矣豈詮本經三百餘品而已哉然以

先師不世之才註此一經尚須六經寒暑其中三輟三續始克成功

僕親炙六年知之最切茲當付梓故述其顛末以資來學耳非敢爲

辛未孟秋受業明辰謹識

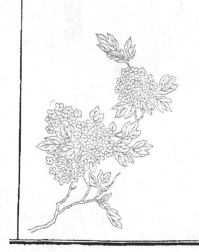

華佗醫心系列

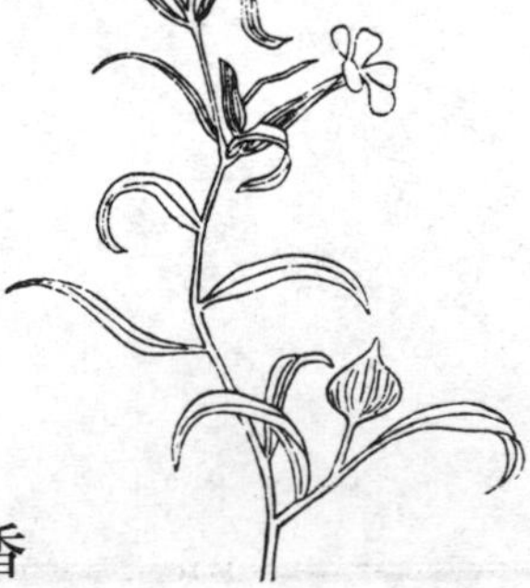

凡例

一 藥治病不宜常服凡本經久服輕身延年等句言近誇張經文雖言無毒不過無霸烈之毒服之不能即死且有補性然偏補亦足以致死此類之句不特失去藥性且足以殺無辜故皆刪之

一 每藥均分爲註論兩項解釋之註者註解經文之字句及藥之氣味色性與其功能論者比較各藥之異同及指示誤用之弊害與後人之誤解

一 後人增加之藥及每藥之附屬品均載於附論中不另標目如蓮花蓮蕊蓮房蓮鬚荷葉荷梗則備錄於蓮實附論中枸杞子枸杞皮枸杞苗則備錄於枸杞附論中餘可類推

一 本社同人關於經文偶有疑義問答均錄於附論中藉資參攷

神農本草經註論目錄

卷上 本經上品

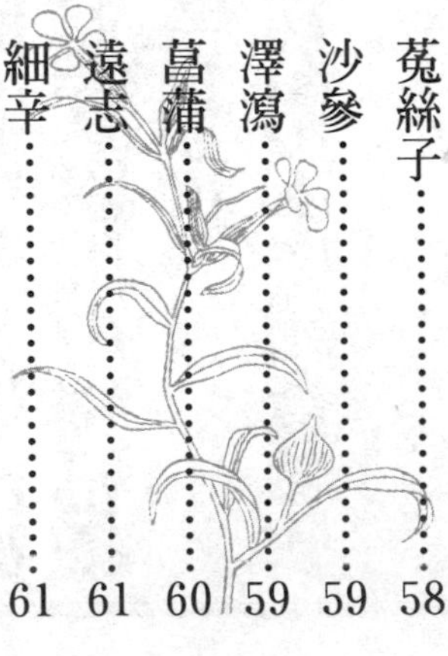

卷中 本經中品

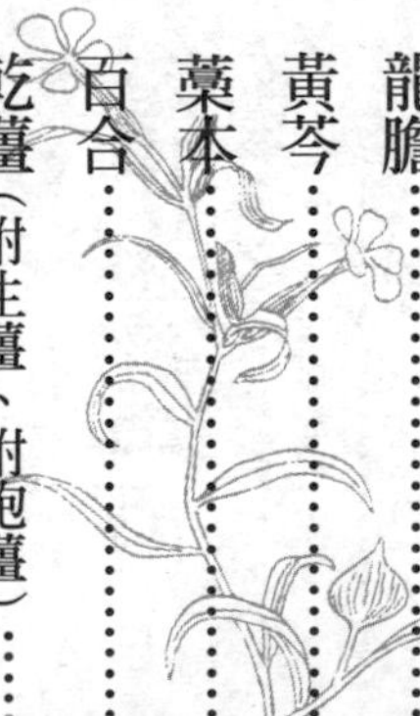

卷下 本經下品

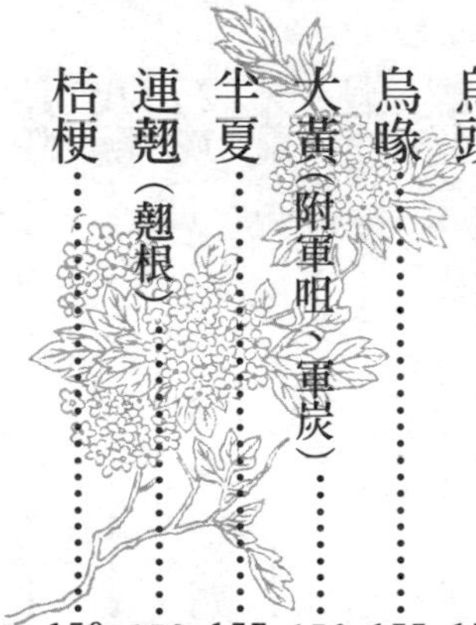

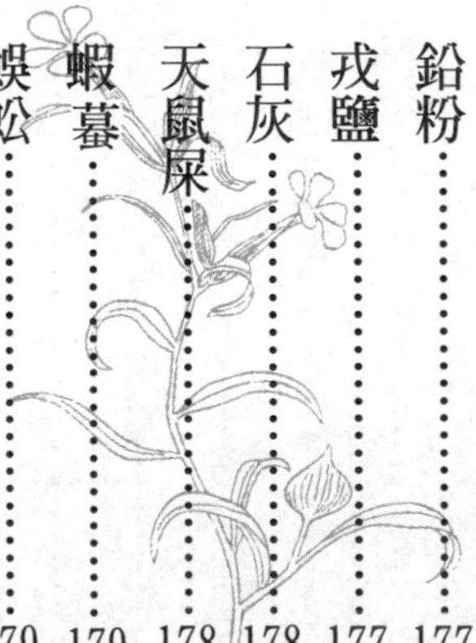

神農本草經註論卷上

漢中孫子雲先生講述

本經上品

人參。氣味甘微寒無毒。主補五臟。安精神。定魂魄。止驚悸。除邪。開心明目益智。

註人參氣味甘寒無毒。質白而黃。富有津液。養陰之品也。故主補五臟之陰。脾肺陰虛尤宜。精神爲心腎之神。魂魄爲肝肺之神。陰虛神散。陰平神固。是以養陰即能安精神。定魂魄。神固。驚悸自止。此人參治內傷之功。倘邪氣灼陰。致心氣不舒。目黑善忘。則人參能復陰除陽邪。邪除。則心氣開。目明智益。

附論人參味甘性平。已爲定論。何經文反曰微寒。若執一而論。於經文反晦。既曰微寒。其回味必苦。然後世論參。多有謂爲補陽者。不知氣虧陰盛。以致腹痛。投之立起。若陽盛陰虛之癥。投之則危。此層不可不辨。緣古時用藥不加炮製。皆取鮮者。人參鮮者補陰。乾者補陽。鮮者富有津液。津液藏於中空處。因其中空處津液滿蓄。則失補陽之能而有補陰之功。迨乾則津液已亡。其中空洞。回味由苦而變辛。故可補陽。有如黃耆中空而補氣。桔梗中空而升氣。蘆根中空而達表。中空之品。多走氣分也。人參原產上黨。後關東亦產之。若以土脈比較。關東爲佳。老山參乾而不亡津液。仍有補陰之功。高麗參津液少。味辛則較溫。西洋參味苦則較寒。然以鮮者論。西洋參又較溫。

甘草氣味甘平無毒。主五臟六腑寒熱邪氣。堅筋骨。長肌肉。倍氣力。金瘡腫。解毒。

註甘草甘平入脾。回味鹹而滋腎。爲補陰之品。脾腎之專藥。然過食則水盛脹滿而作泄。其主五臟六腑寒熱邪氣者。因脾腎陰虛。不能滋養臟腑。於是陰陽不調。寒熱邪氣乘虛而作。甘草有補陰之功。故主之。堅筋骨因鹹而滋腎之效。長肌肉。因甘而養脾之效。治金瘡亦因養脾。脾主肌肉也。解毒。亦因滋腎。腎水能勝火毒也。

附論甘草乃脾腎之專藥。具補陰之功能。故仲聖甘草湯。用以滋陰。甘桔湯佐桔梗使水上達而潤咽。深思遠慮。立法恰當。後人誤爲和百藥。幾於無方無之。不知藥之主治。各有專能。萬無一藥而能通治寒熱補泄之理。後世論甘草。殊失本經之旨。故吾不輕用甘草。亦思有以矯其弊耳。甘草乾不變性。故不講乾鮮之分。

黃耆。氣味甘微溫無毒。主癰疽久敗瘡。排膿止痛。大風癩疾。五痔鼠瘻。補虛小兒百病。

註黃耆味甘本入太陰。經言主鼠瘻。必又入厥陰。其回味必微酸。酸固氣。爲補氣之上品。治陰毒之至藥。癰疽初起。不論陰陽。氣血尚充。無須用此。及日久正氣衰微。肌肉腐敗。則黃耆主之。以其氣厚微酸。補而兼斂。故能排膿止痛。大風癩疾五痔。皆脾氣不足之症。大風是無膿之皮膚病。癩疾是有膿之皮膚病。五痔是五臟所生之痔。因脾虛五臟皆能爲痔。見於九竅。黃耆能補脾氣。脾氣運輸。則血脈流通。而風癩痔自愈矣。鼠瘻者。厥陰經病也。黃耆味甘。回味微酸。入太陰。兼入厥陰。甘得酸助。足以通經達絡。故主鼠瘻補虛小兒百病者。虛小兒三字。當連讀。言補虛小兒之百病也。凡小兒因虛而病者。皆可治之。

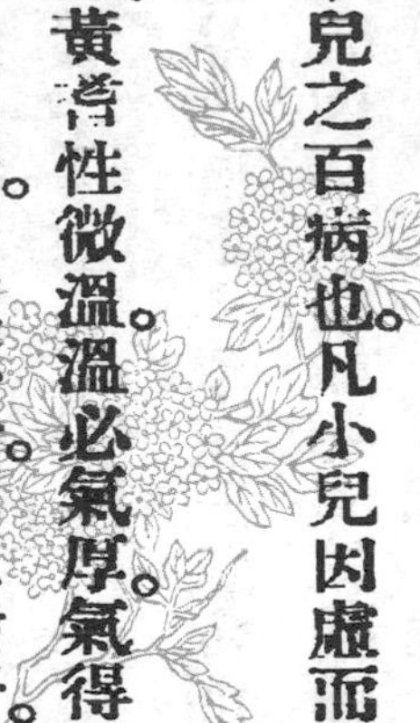

附論。或謂黃耆回味微酸。酸主收斂。何以反能排膿。曰。黃耆性微溫。溫必氣厚。氣得氣助。故排膿。又有謂黃耆生發制止者。不知因虛而汗。用以止汗。因虛不汗。用以發汗。非無生發製止之說。炙則去津液。其性較緩。又黃者乾不變性。故不講乾鮮之分。

白朮。氣味甘溫無毒。治風寒溼痺死肌。痙疸。止汗。除熱。消食。

註白朮。味甘而不苦回味辛。性溫而不燥。爲補脾陽之品。因脾虛風寒溼三氣合而爲痺。白朮補脾陽。脾陽足。則痺可除。故治之。溼侵肌肉。則肌肉不仁。而如死。溼流關節則筋不柔和而爲痙。溼熱上蒸。則面目發黃而爲疸。白朮既補脾陽。自能利溼。溼利。則死肌痙疸可愈。溼熱外蒸。則自汗發熱。脾爲溼困。則食不消化。白朮利溼。故汗可止。虛熱可除。食滯可消。

附論或謂白朮有疑問三。(一)謂之性溫和則可。溫燥則不可。何故。(二)性非燥。何以後世多以爲燥。(三)既不燥。又何以能利溼。曰白朮味甘而不苦。故溫和而不燥。因本經白朮治溼。致後世多以爲燥。不知白朮功用在補脾陽。故治溼。脾虛所生之溼。白朮最宜。因用以補脾。非用其燥也。他如鮮生地與滑石同用。雖云治溼。亦僅治陰虛之溼耳。或疑白朮有乾鮮之分。斯有潤燥之異。如人參之鮮而養陰。乾而助陽。不知人參之鮮者補血。乾者補氣。一甘寒。一甘溫。初與潤燥無關。若白朮則不過乾較鮮者。略緩耳。

藥以五行論所治甚多。如白朮補脾陽。脾陽足。則肺固。肺固。則腎足。腎足。則肝和。肝和。則心氣平。幾於無臟不治。若以標本論所治。僅一本不過峻補脾陽而已。 蒼朮與白朮。大不相同。白朮補脾虛。蒼朮散脾實。蒼朮味苦同味辛。氣芳性溫燥。而實能散脾之積濕。開鬱結。除穢祛暑。避癘去疫。

薯蕷。氣味甘平無毒。主傷中補虛羸。除寒熱邪氣。補中益氣力。長肌肉。強陰。

註薯蕷氣味甘平無毒。多液。補脾陰。色白同味辛澀。略兼收歛。又入肺。傷中因脾濕盛。而自傷也。緣下文別有寒熱。故知係自傷中。傷中。則脾陰虛而羸瘦。薯蕷味甘多液。入脾滲濕。故主之。脾主肌肉。脾虛則氣不充於肌肉。寒熱邪氣乘之。薯蕷補脾。脾足則寒熱邪氣可除。治傷中。則可以補中。補中。則氣力自益。補虛羸。則肌肉自長。緣味甘多液且有收歛之功。故強陰。

附論薯蕷味甘多液。補脾陰。固無疑義。然用以滲濕。甚著奇效者。則以其同味辛澀。色白略兼收歛之力。故又為滲濕之脾藥耳。其性較鮮生地滑石同用。略溫略膩。

石斛。氣味甘平無毒。主傷中。除痺。下氣。補五臟虛勞羸瘦。強陰。益精。

註傷中即中受也。中為脾之部位。脾本主中州。統血運氣。虛則為肝木所尅而傷。不能運氣上達。故氣下入其所尅也。不曰補陰而曰強陰。強者壯也。以陰為虛字則壯陰講不下去。以陰為實字則應屬於血。又當用養字補字滋字。不能用強字。既用強字則陰字定指宗筋而言。況宗筋屬於肝腎。則強陰即能益精。說尤相合。又木生火。木平火自平。故治虛勞。土和。形自壯。故治羸瘦。土木一平。則他臟亦平。故治五臟合病之痺。統玩原文治肝有六分之三。治脾有六分之二。治腎有六分之一。是以治肝為本。治脾腎為本之標也。因色青而微黃。回味酸苦。質輕宣。條達。故入肝。味甘平故入脾。生於石喜水。故入腎。

附論石斛。即金釵石斛。後人僅以甘平二字。誤認為脾家專藥。對於下文傷中下氣強陰。等則任意附會穿鑿。甚至不可救正也。噫。　藿石斛產於霍山。得土脈之宜。本細力較大。別有水石斛。其生亦易。其力較微。

酸棗仁。氣味酸平無毒。主治心腹寒熱。邪結氣聚。四肢痠痛。溼痺。

註酸棗仁。氣味酸。回味苦。性平無毒。質赤兼青。有瀉心火。疏肝鬱之能。人之肝鬱不舒。致心火結聚。外侵營衛。寒熱往來。心腹尤甚者。酸棗仁酸而能歛。苦而能降。疏肝瀉火潤腸。使肝心和平。則寒熱自愈。故主治之。肝心久鬱而成邪。邪結。氣亦隨邪而聚。不得升降自如。因尅所勝之脾。脾失運化。津液不能外達四肢肌肉。四肢失養。於是痠痛而成溼痺。酸棗仁以酸疏肝。以苦瀉心。其本既平。其標自愈。故能治邪結氣聚。四肢痠痛。溼痺。

附論或謂酸主收歛。何酸棗仁氣味酸而反降。不知色赤而治邪結氣聚。其味必苦。苦瀉酸收。兩相尅制。是以性平。酸能瀉肝。肝性條達。肝又與大腸相依。更兼色赤回味苦。故降力尤大。後人以多眠用生。不眠用熟。附會其詞。不足信也。炒則力微。性較歛。因無苦味。

大棗。氣味甘平無毒。主心腹邪氣。安中養脾。助十二經。通九竅。平胃氣。補少氣。少津液。身中不足。大驚。四肢重。

註大棗氣味甘平無毒。回味辛芳。為平補脾陽之藥。脾氣虛。不足以養四旁。致邪氣乘虛攻入心腹者。大棗補脾故主之。又味甘緩安中州。而養脾。脾陽足則十二經通暢。九竅利達。而胃氣自平。棗既補脾陽。脾又主四旁。故補少氣。陽秘陰平。故又補少津液。陰陽既調。身壯神靜。四肢自便。故又主身中不足。大驚四肢重。

附論棗之乾者。皮紅而肉空。類皆而性平。棗之鮮者。肉白而有液。惟蒂味苦性寒而下。較大黃尤烈。故帶蒂食。多患中滿腹泄。

芡實。氣味甘平濇無毒。主溼痺。腰脊膝痛。補中除暴疾。益精氣強志。令耳目聰明。

註芡實氣味甘平濇無毒。色白微黃入脾。兼入肺。回味鹹。皮黑生於水中。故又入腎。脾虛不運。溼邪流注而成溼痺。溼乘腎虛。更流注於腰脊膝。以致腰脊膝痛者。芡實能補脾腎。兼可利溼。故主之。中氣虛弱者。芡實能補脾。故可補之。腎水不足而傷其氣。致成暴疾者。芡實能補腎。故可除之。因其入腎功多。足以益精氣。強腎志。令少陰之精氣上達耳目。使其聰明。

附論芡實產於水中。濇而兼補。用以治溼。不傷眞陰。他如豬苓澤瀉。亦利溼之品。因不能補。故有耗陰之弊。炭實則除濕功用外。且能益精氣。強志。令耳目聰明。

蓮實氣味甘平無毒主補中養神益氣力除百病。

註蓮實甘平無毒。色黃為脾家藥。多脂粉。主補脾氣。人之脾虛而不榮於中。致中氣虛者。能補之。脾氣不能四達。以致神虛者。能養之。脾氣弱。致氣力不足者。能益之。凡因脾氣虛。而成種種之病。能除之。

附論蓮實色黃味甘。固為脾家藥。然因其產於水中。性既不濕。且粉多質厚。可留於胃而助脾。故知為平補脾土之品。稻麥為人所不可離者。亦因有脂粉。故至蓮之各部。白蓮花色白。氣芳味濇。專入肺肝。降肺之濁。升肝之清。又因其本中空而生於水。性微寒破瘀。功同莪朮。性濇。功同白芍。紅蓮花與之略同。惟走心肝。白蓮花瀉而不走。破而不生。蓮蕊甘濇。固精益氣。蓮房苦澀而甘。功專行血。燒炭則能止血。蓮薏苦澀。清心活血理濕。荷葉荷蒂。性芬甘而苦。理脾消熱。蒂因近梗。則能上達。荷梗輕空。苦澀。性慓而平。則能通經達絡。上行顛頂。

薏苡仁氣味甘微寒無毒主筋急拘攣不可屈伸久風溼痹下氣。

註薏苡仁。氣味甘微寒。爲治溼熱之品。且無毒。尤能固中。凡因於溼而大筋緛短。小筋馳長。致急而拘攣。不可屈伸者。主之。久風溼土。致成脾虛。脾虛不化而成溼痺者。薏苡仁。甘淡健脾理溼。故能治之。因其質重氣厚。且回味略苦。故能下氣。

附論薏苡仁。雖理溼熱。但回味略苦。故性較燥。非若滑石潤緩也。乾者尤燥。故佐乾薑。能理溼寒。

大麻仁氣味甘平無毒。主補中益氣。

註大麻仁。氣味甘平無毒。富脂液。甘則補中。富脂液則潤腸胃。助消化。使胃氣得化而潤肌。故益氣。

附論麻仁。質輕回味鹹。故脂而不膩。補而能宣。炒過者曰火麻仁。其力較緩。潤腸猶可補中。則已失效力。因變甘而爲苦也。

巨勝子。氣味甘平無毒。主治傷中虛羸。補五內。益氣力。長肌肉。填髓腦。

註巨勝子。氣味甘平無毒。色黃脂厚。專補脾陰。脾陰不足則中傷。傷則不能散布精液。

以養肌肉。故虛羸。巨勝子。能治之。脾土四旁。因補脾。故補五內。脾陰足則氣化。故益氣力。氣化布精。充達髓肌。故長肌肉。塡髓腦。

附論巨勝子炒則脂薄。其味尤甘。其性則緩。多食中滿。炒黑則脂蒸。味苦反有導滯之力。多食則氣虛。

赤箭。氣味辛溫無毒。主殺鬼精物。蠱毒惡氣。益氣力。長陰肥健。

註赤箭。氣味辛溫無毒。皮赤色微黃。脂厚。有補脾陰助肺氣之功。鬼精物蠱毒惡氣。皆乘人之氣虛。而侵附之。赤箭能主中。助氣。中實氣壯。鬼精物自無所憑。蠱毒惡氣自無所居。中實氣盛。自能益氣力。長陰肥健。

附論赤箭根名天麻。根居土中。故味甘微辛。而性升。爲補中息風之品。

乾地黃。氣味甘寒無毒。主傷中。逐血痺。塡骨髓。長肌肉。作湯除寒熱積聚。除痺。療折跌絕筋。湯同盪。作當能字解。

註乾地黃。氣味甘寒無毒。色黃多脂。爲脾家藥。因多脂。有補血涼血之功。故脾傷不能統血者主之。因有生新逐舊之力。俾脾血充足。故能塡骨髓之精。精富則肌肉自長。血因熱煎而成積聚。氣必不宣而作寒熱。乾地黃能盪除之。因生新。故能除血痺。筋骨賴血榮。故能療折跌絕筋。

附論鮮生地生於春。至次年春始爛。而生新筍。因屬草之根部。得土氣最厚。其色白。其味甘。而略苦。富有津液。淸而不膩。因其得土氣。故淸胃熱。因其色白。故理肺。因其味苦故性寒。因其耐久。故滋補。因其淸而不膩。故能淸血分之熱。爲救陰之聖藥。復液之至寶。溫病陰竭者。最宜。惟用以治溼熱。須佐滑石。以去其溼性。則有淸熱之功。若用以治溼。寒則危險立至。緣富津液而有助溼之弊也。熟地。其脂爲水蒸煉而色黑。味甘酸。爲補斂之品。滋腎水。助肝陰。然因酸斂。故多食膩膈。細生地力略小。南產較好。

麥門冬。氣味甘平無毒。主心腹結氣。傷中傷飽。胃絡脈絕。羸瘦。短氣。

註麥冬氣味甘平無毒。色黃多脂。爲理脾陰之藥。心腹由陰虛陽旺。致陽氣結滯者。可用之助陰以抑陽。故主之。功專理脾。故能治傷中。其傷飽致胃絡脈壅塞隔絕不通者。

用其滑利以暢之。陽盛耗陰。煎灼肌肉。致羸瘦者。陽氣內鬱不宣。而氣短者。因其助陰抑陽。故皆治之。

附論今人多用麥冬治肺。亦有效。故有本生於秋。而氣平。兼可治肺之說。不知脾肺本屬相生。脾陰足。肺陰自充。陽氣自秘。然用之不當。有音啞胸滿之弊。因陰盛陽虛故也。

天門冬。氣味苦平無毒。主治暴風溼偏痺。強骨髓。殺三蟲。去伏尸。

註天門冬氣味苦平無毒。色黃赤。多脂液。氣味濃厚。有降火熱生新血之功。諸暴風溼。閉其氣血。致偏痺者。天門冬內降火而生血。血足氣自行。氣行風溼自去。偏痺自痊。因養陰。故能強骨髓。因苦降。故能殺風熱溼之蟲。氣厚增血。故可去伏尸穢氣。

附論此味原文為主諸云云。後人改為主治諸云云。原意諸本虛字。加一治字。則諸字成實字矣。今可存治去諸。較少誤會。麥冬治脾陰兼治肺。天冬治心兼治脾。其治溼者二有義。(一)味苦能降。(二)血足則氣行而可化溼。蓋能在養陰中而治溼者也。用之得法。功用極妙。多食則泄。

葳蕤。氣味甘平無毒。主中風暴熱。不能動搖。跌筋結肉。諸不足。

註葳蕤。氣味甘平無毒。主中風暴熱。不能動搖。暴熱傷陰。不能達四末。致不能動搖。筋失陰而跌。肉失陰而結。及陰諸不足者。皆主之。

附論葳蕤。色黃質厚多脂。性不寒。陰不足者。宜之。但多服或重用。則膩膈滿氣。非如二冬生地等之流利。

牛膝。氣味苦酸平無毒。主寒溼痿痺。四肢拘攣。膝痛不可屈伸。逐血氣傷熱火爛墮胎。

註牛膝。氣味苦酸平無毒。色青。酸味本斂。苦味清降。酸得苦且色青。故疏泄氣血。逐血瘀氣滯。寒溼外侵。閉其氣血而痿痺。氣血瘀滯不達四肢。而拘攣。或因膝痛。不可屈伸者。皆主之。因逐血氣。故治傷熱氣鬱血滯之火爛。因具疏泄之性。又有逐血氣之能。故墮胎。

附論牛之力在膝。運轉之功最偉。此草疏泄力大。亦有運轉之能。故取名牛膝。非專治下部也。若專治下部。則不能治四肢拘攣痿痺等症矣。此藥非補品而列為上品者。因性不暴而無毒。若以為補品而用之。徒傷氣血。必致津竭陽亡而死。

杜仲。氣味辛平。無毒。主腰膝痛。補中益精氣。堅筋骨。強志。除陰下溼癢。小便餘瀝。

註杜仲。氣味辛平無毒。色黑。有益氣力補腎陽之功。腎氣不足。肺氣不宣。致腰膝痛者。主之。且因腎氣不上交而中虛者。能補之。益腎之精與氣。精氣足則筋骨堅而志強。腎虛不化氣。致陰下溼癢。小便餘瀝者。皆除之。

附論杜仲。或因色黑。謂為補腎。或因辛平。謂為入肺。其說皆未可厚非。蓋此藥能益金生水。為補腎陽。兼益肺氣之藥。性平而不烈。為治腎之上品。

枸杞。氣味苦寒。無毒。主五內邪氣。熱中消渴。周痺風溼。

註枸杞。氣味苦寒無毒。色青微赤。為治心血養肝血之品。五內血虛。邪乘入之。枸杞能生心血。心血生則邪去。故主之。血不足以養中。致邪乘生熱而灼津。消渴者。用枸杞以生血。血生而熱清渴已。因血虛不能養肌肉而患周痺。致周身如甲錯者。又血少而燥。致風溼外侵者。枸杞生心血以充脈。養肝血以榮筋。故皆主之。

附論枸杞子。色赤象心。治心不治肝。其皮色青多筋。治肝不治心。其苗力緩。而能下行。

治心兼治腎。

女貞實。氣味苦平無毒。主補中安五臟。養精神。除百病。

註女貞實。氣味苦平無毒。質堅色青白。爲少陰之上品。因味苦質堅。養心生金。故主補中。金能生水。苦能降火。水火既濟。五臟自安。五臟得安。精神自養。精神得養。營衛自和。而百病除矣。

附論女貞實。質堅爲金。豈僅以苦而入心耶。況無入腎之證。何斷然認爲少陰補陰之品。不知女貞冬夏長青。喜陰畏陽。得天地之氣最厚。且木爲火母。金爲水母。苦降而不烈。又能生心血。降心火。心火下降。則腎水得宣而上濟。又因其性平質堅色白。助母補子。故水火既得所養。復得而升降。誠少陰上品也。

五加皮。氣味辛溫無毒。主治心腹疝氣。腹痛。益氣療躄。小兒五歲不能行。疽瘡陰蝕。

註五加皮。氣味辛溫無毒。回味酸。其色青。其氣厚。其脂富。爲肝家之藥。兼走於肺。故溫補肝陰。且益肺氣。有上通下達之力。肝虛不得疏泄。則脾失運化。肺失升降。而成心腹疝氣腹痛之症。五加皮能補肝陰。疏肺氣。故主之。氣虛血弱致成躄症。又小兒五歲五行俱備。萬無不能行之理。不能行則氣血虛故也。五加皮能益氣養血。故皆療之。肝陰虛。則脾溼乘虛而侮。致成疽瘡陰蝕。肝足則脾氣自平。故皆主之。

附論五加皮。或認為入腎。或認為燥溼。不知五加皮。味酸色青。實入肝之品。不能因其治躄。即認為入腎。因其理溼。即認為燥品。緣五加皮特治肝虛。不能榮筋之躄。肝虛不能剋脾之溼。若腎虛之躄。脾虛之溼。以五加皮治之。敢曰毫無功效。

肉蓯蓉。氣味甘微溫無毒。主五勞七傷。補中。除莖中寒熱痛。養五臟。強陰益精氣。多子。婦人癥瘕。

註肉蓯蓉。氣味甘微溫無毒。其色黑。其液厚。同味鹹。為脾腎之補藥。脾腎陰虛則成勞傷。以其能補脾腎。故五勞七傷皆主之。補中者補中土之液也。腎陰不足。宗筋失榮。致莖中作痛。痛者因脾腎兩虛。陰陽失和。發寒發熱而痛也。肉蓯蓉味甘入脾。味鹹入腎。液厚而補。故皆能除之。脾腎為五臟之本。補脾腎則五臟自養。因多液而強陰。因入腎而益精氣。陰強精氣足則多子。且鹹能輭堅。溫能散結。故婦人癥瘕。自消化於無形矣。

附論肉蓯蓉有以除莖中痛及婦人癥瘕之故。認為兼入厥陰者。不知陰器固以宗筋為形。然實賴腎陰而養。腎陰虛不能榮宗筋而作痛者。得蓯蓉益其陰。則痛自除。鹹能輭堅。故亦能破癥瘕。不必認為入厥陰也。

巴戟天。氣味辛甘微溫無毒。主大風邪氣。陰痿不起。強筋骨。安五臟。補中增志益氣。

註巴戟天。氣味辛甘微溫無毒。色黃氣厚。有疏肝益腎之功。肝虛則風生。腎虛則邪侵。肝腎既虛。宗筋失養。則為陰痿。巴戟天。有強筋骨之功。足徵有補肝腎之能。肝腎得補。則大風邪氣自去。陰痿自起。肝為發生之本。腎為五臟之源。肝腎既足。五臟自安。五臟安。則升降利。升降利。則中氣足。其功用皆在補腎陰以增志。疏肝陽以益氣。

附論巴戟天。氣微溫。秉春氣而生。經冬不彫。得少陰之精。故辛不入肺。而疏肝。甘不入脾。而益腎。色雖黃。而苗青。其黃者。乃得火化之故也。是以性溫。

五味子。氣味酸溫無毒。主益氣。欬逆上氣。勞傷羸瘦。補不足。強陰益男子精。

註五味子。氣味酸溫無毒。回味皆備。色青爲治肝之品。因酸歛氣不外洩。故益氣。肝沖欬逆上氣者。則因歛肺以養肝。勞傷筋肉而羸瘦者。則因養肝以榮筋。故皆主之。且補肝之不足。子能令母實。故兼能強陰益精。

附論五味子。因名五味。議論紛如。有謂其入腎者。不知因不得子助而腎虛者。投之獲效。若相火妄動而腎虛者。投之則相火被歛。眞陰愈耗。故治腎虛者。當察其源。源不淸。則危矣。

蛇床子。氣味苦辛無毒。主男子陰痿。溼癢。婦人陰中腫痛。除痺氣。利關節。癲癇。惡瘡。

註蛇床子。氣味苦辛無毒。其色青。爲太陰厥陰之燥品。苦降氣。故兼治下焦。辛散而燥。故益肺氣。舒肝木。凡溼盛。宗筋馳緩。以致軟短而痿。肝溼下注。溼而且癢。及婦人因肝溼。致陰中腫痛者。皆主之。辛散而燥。則除風寒之痺氣。辛而善走。則利關節。又溼注於肝。擾其神魂。則患癲癇。肝溼久鬱。則生惡瘡。蛇床子能入肝而疎鬱。袪溼而殺蟲。緣其色青而辛燥。故治之。

附論因蛇床子。治陰痿溼癢。陰中腫痛。多謂爲治少陰之品。不知少陰。乃技巧之官。其爲技巧。因肝疏泄之力。是以經水賴肝而行。宗筋因肝溼而馳縱。故厥陰爲病。居於下。皆在宗筋陰中。若以蛇床子爲少陰藥。何啻刻舟求劍。

覆盆子。氣味酸平無毒。主安五臟。益精氣。長陰。令人堅強志。倍力有子。

註覆盆子。氣味酸平。無毒。養肝陰。滋血液。五臟得血養而安。精氣賴血富而益。腎得血受。筋得血榮。而長陰。肝得血藏。腎必得血受。筋骨因之而堅。腎志因之而強。筋骨堅強。氣力自倍。技巧得平。

附論覆盆子。既曰酸平。其爲入肝無疑。且生長蔓延。得春和之氣。故養肝陰。肝藏血。肝陰足。則血亦足。腎傷血。血足腎乃得血。受則腎亦強。

菟絲子。氣味辛甘平無毒。主續絕傷。補不足。益氣力。肥健人。

註菟絲子氣味辛甘平無毒。色黃脂厚爲脾家藥。甘平養陰。辛則走而不守。因脾灌四旁。辛走則無處不達。筋骨賴以榮養。故續絕傷。既能補陰不足。則陰平陽秘。氣力自益。

人自肥健。

附論菟絲子。多有謂炒黑爲入腎藥者。不知炒黑氣味已走。功效大失。入脾尚失功效。豈能入腎。且炒則味苦入心尚可。豈能入腎。果曰炒黑則入腎。是必染白則入肺矣。有是理乎。

沙參。氣味苦微寒無毒。主血結驚氣。除寒熱。補中。益肺氣。

註沙參氣味苦微寒無毒。色白質實而輕。行血分之氣。苦而質實則助心血。白而質輕則益肺氣。故氣與血結者、能行血中氣、則結自解。因驚而傷氣者。肺氣足則驚氣自定。肺氣不暢而寒熱生者。益其氣、行其氣則宣通而寒熱除。因其助心血。故補中。因其色白而質輕。又能行血分之氣。故益肺氣。

附論沙參補血而不濕。行氣而不熱。故雖具有當桂之性而無濕熱之氣。又不似鮮地黃之清養。鮮蘆根之凉散。故有二味之性而無清凉之氣。是以氣血兩虛者、服之最宜。因氣微寒。兼補氣血也。用以養陰。尚非沙參特具之功效。

澤瀉。氣味甘寒無毒。主風寒溼痹。乳難。養五臟。益氣力。肥健。消水。

註澤瀉。氣味甘寒無毒。質實色黃。行脾中之氣。走而不守。脾氣行則風寒溼隨脾氣而解。風寒溼不客於氣血、則痺自通。滋脾氣以行乳之汁而難去。滋脾氣以灌五臟而五臟養。五臟得養。氣力自足。體自肥健。五臟之氣行則水消。

附論後人因澤瀉逐水頗效。多謂爲逐水之品。不知水賴氣而行。脾氣足腑氣自通。則水不期消而自消。豈可因其消水、即認爲消水品耶。

菖蒲。氣味辛溫無毒。主風寒溼痺。欬逆上氣。開心孔。補五臟。通九竅。明耳目。出音聲。主耳聾癰瘡。溫腸胃。止小便利。

註菖蒲。氣味辛溫無毒。色青爲肝肺之藥。辛燥而散。溫而不守。辛散風。溫散寒。燥化溼。性兼三長。且走而不守。故治風寒溼痺。肺爲風寒所客而欬逆上氣者亦主之。心孔爲肺氣所閉者能開之。氣道宣通。邪無所留。五臟不補而補。九竅不通而通。則耳目自明。聲音自出。因辛溫開竅則治耳聾。辛散宣氣血不得瘀則主癰瘡。腸胃爲風寒所客。致小便不禁者。因菖蒲辛溫。故有溫腸胃之功。止小便利之能。

附論今人多以菖蒲芳香治心。不知心竅之開。因宣肺氣之功。非心家藥也。

遠志。氣味苦溫無毒。主欬逆傷中。補不足。除邪氣。利九竅。益智慧。耳目聰明不忘。強志倍力。

註遠志。氣味苦溫。色青黑。爲心之主藥。兼入肝腎之品。火氣飛越。不能生土而刑金。必致欬逆中虛。中既虛則現諸不足之證。邪氣乃得乘之。九竅因而不利。智慧因之閉塞。又火既飛越。必不濟水。水失火濟。必不涵木。因之目花耳鳴。善忘志弱。力衰矣。遠志苦入心而降。能抑飛越之火。溫而氣厚。能使火下濟於水。於是水得火濟則腎氣上升。水火既濟。肝木自平。各臟皆安。以上諸病悉去矣。

附論或謂遠志入心腎。或謂入肝心。或謂入腎不入心。議論紛紛。各引片面經義。互相問難。未嘗不言之成理。究之遠志既曰味苦。則入心無疑。其能入肝腎者。因火濟水也。若云入心又入腎。或又入肝。穿鑿附會。反失經旨。

細辛。氣味辛溫無毒。主欬逆上氣。頭痛腦動。百節拘攣。風溼痺痛。死肌。

註細辛。氣味辛溫無毒。質輕色青。風邪內竄。肝陽不用。風邪代職上行。則欬逆上氣。頭痛腦動。風邪竄入筋骨、則百節拘攣。風邪與溼合著於肌肉、則痺痛死肌。細辛色青。有入肝散風之能。辛溫質輕。有開竅宣發之力。故皆主之。

附論細辛。多有因其辛溫。且主欬逆上氣。而認爲太陰之藥者。不知果肺氣上逆而欬。用杏朴降之猶恐不及。若反投輕宣發散之細辛。何異以油救火。肺氣得勿愈逆耶。

柴胡。氣味苦平無毒。主心腹腸胃中結氣。飲食積聚。寒熱邪氣。推陳致新。

註柴胡。氣味苦平無毒。色青質輕。質輕能升。味苦能降。升降既利。樞紐自開。且秉春氣而生。得夏火而長。疏泄最力。故入肝膽。因疏泄則散心腹腸胃中結氣。破飲食積聚。因開樞紐則解寒熱邪氣。因升降則主推陳致新。

附論柴胡。或因主腸胃邪氣、而謂其入太陰。不知散結乃疏肝之力。非健脾之功。有色微白者。其力較薄。兼開肺氣。

升麻。氣味甘苦平微寒無毒。主解百毒。殺百精老物殃鬼。辟瘟疫瘴氣邪氣。蠱毒入口皆吐出。中惡腹痛。時氣毒癘頭痛。寒熱風腫諸毒。

喉痛口瘡。

註升麻。氣味甘苦平微寒。甘入脾。苦平降逆。質輕而宣。能發越脾氣而升清。凡百毒入胃、百精老物殃鬼等惡氣。瘟疫瘴邪諸氣。諸蠱毒入口。或惡氣混濁致腹痛不正時氣及毒癘氣風熱諸毒內壅。阻升降之道。致頭痛或腫、或喉痛口瘡等症。升麻能發越脾氣。避外來之邪。兼有升降之能。故皆主之。

附論或謂升麻入肺。是僅知其升不知其降也。實則升麻爲發越脾氣之專品。質輕能升。味苦能降。且有發散之功。轉輸之力。故能避穢清風。脾虛忌用此藥。爲佐用者多。

桂。氣味辛溫無毒。主上氣欬逆、積氣、喉痺、吐吸。利關節。補中益氣。

註桂。氣味辛溫而厚。辛入肺。通太陰之氣。秉春氣而生。又入少陽。故色赤益少陽之火氣。味沉厚而降濁。濁降則上氣欬逆平。肺通則氣結散。喉痺開。吐吸定。關節利。濁降清升。中土自和。而中州得補。其氣自益。

附論桂指桂木而言。至於桂心。得春氣最厚。降濁有力。桂枝附幹而生。質輕氣薄。解肌功大。

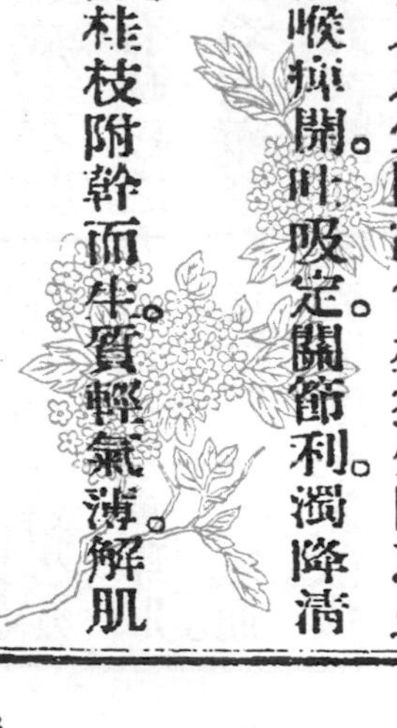

羌活。氣味苦甘辛無毒。主風寒所擊。金瘡止痛。奔豚癎痓。女子疝瘕。

註羌活。氣味苦甘辛無毒。色黃入手足太陰。苦降辛升。有疏達之力。人爲寒風所擊。腠理固密。罹金瘡之苦。氣血因之遲滯。或血不周而作痛者。因羌活疏達開腠理。行氣血。故主之。水氣奔豚。痰壅癎痓。氣鬱疝瘕等症。因羌活辛升苦降。肺氣流通。則水氣散。痰壅通。氣鬱開。故皆治之。

附論羌活爲治氣血之藥。借用疏表。亦頗具功效。若謂爲專治風寒則非。

防風。氣味甘溫無毒。主大風頭眩痛。惡風風邪。目盲無所見。風行周身。骨節疼痛。煩滿。

註防風。氣味甘溫無毒。色黃青。質宣通。入肝脾二經。因其溫而宣通。治風有力。如大風客於三陽。頭眩痛。惡風風邪。侵及厥陰。目盲無所見。風客太陰。行於周身。骨節疼痛煩滿等症。皆主之。

附論防風疏風而治肝脾。猶葶藶清表而治肺。葶藶清表。非葶藶之清表。以其能升肺氣也。防風疏風。非防風之疏風。以其能升肝脾之陽也。

紫蘇。氣味辛微溫無毒。主下氣殺穀。除飲食辟口臭。去邪毒辟惡氣。

註紫蘇氣味辛溫無毒。香而氣厚。色紫質輕。爲太陰之主藥。辛溫行氣。紫而散瘀。香入脾。輕走肺。氣厚下降力大。故主下氣。氣下行而推陳則殺穀、除飲食辟口臭。因香散則去邪毒辟惡氣。

附論紫蘇全部功能。固如上述。今人多分而用之。議論紛紜。未知孰是。但蘇葉輕宣。行氣有功。而達肌表。蘇梗中空。行氣寬胸。利於中焦。蘇子氣厚。下氣有力。

橘皮。氣味苦辛溫無毒。主治胸中瘕熱。逆氣。利水穀。

註橘皮即陳皮。氣味苦辛溫。色黃而芳。入脾胃二經。辛芳散濁。苦則降逆。溫則不滯。若氣鬱結瘕、中熱不宣、主治之。中州鬱則升降不利。故氣上逆。氣道不暢、則水穀不消。橘皮辛芳散濁則破瘕。瘕破熱自宣。苦而降氣逆自止。溫而宣通水穀自利。

附論橘皮有黃紅青三種。黃者陳皮。紅者橘紅。青者橘皮。紅黃二種、功用相同。紅者兼入血分。化痰力大。今之所謂橘皮、乃青橘皮。芳而氣烈。味則苦辛。性則不和。不如陳皮。破積之力較大。近人多有以去白爲橘紅者。不知去白、乃用其力專。帶白力緩。因白非皮也。不能以去白與否。爲橘紅橘皮之分。又橘核下行。利下焦之氣。故治疝有功。橘葉輕宣。則散癰疽調氣活血功用稱奇。

辛夷氣味辛溫無毒。主治五臟身體寒熱。風頭腦痛。面䵟。

註辛夷氣味辛溫無毒。色青而輕。爲肝肺之品。五臟因金木不和。或肺氣不宣。則身體寒熱。或肝氣獨治。則風頭腦痛。或因而不暢而患面䵟。辛夷有散肺氣平肝氣之功。故皆主之。

附論辛夷因其辛溫。每認爲肺家專藥。有知其能治肝者。亦但指金尅木之理。不知辛夷色青實爲肝家主藥。

木香氣味辛溫無毒。主治邪氣。辟毒疫瘟鬼。強志。主淋露。

註木香氣味辛溫無毒。色青氣厚。入肝升陽。因其氣厚。故治邪氣辟瘴癘所成之毒疫。及不正之氣所成之瘟鬼。因升陽因肝而強志。并主陽氣下陷之淋露。

附論木香爲通用之品。多認爲調氣開鬱溫胃平肝。其實功用在升陽平肝也。

續斷氣味苦微溫無毒。主治傷寒。補不足。金瘡癰瘍折跌。續筋骨。婦人乳難。

註續斷。氣味苦溫。同味微酸。鮮時色青。乾則色黑兼赤。入厥陰及手足少陰。因其性溫、故能逐寒。凡傷於寒者、皆能治之。入手少陰能生血。入厥陰能養血。諸不足皆屬血虛。續斷能入心肝和血。血虛得溫乃行。氣行血自和。則不足者可足。金瘡癰瘍、皆爲心火肝鬱所成。火灼則肝液虛。續斷能使血生。肝陰得養。佐以清毒之品。則火可降。血可生。金瘡癰瘍自可消。腎主骨。肝主筋。續斷既入肝腎二經。其肉中又有紋理。故能續折跌所傷之筋骨。婦人乳部。爲肝經所行。而乳爲血所化。續斷既入肝而養血。血足乳自不難。

附論續斷之功用。斷而能續、故名。今人雖多用以補血。然不知其所以然。續斷之紋理中、含有脂液。其回味又酸。故大部分入於厥陰。此則世所罕知也。

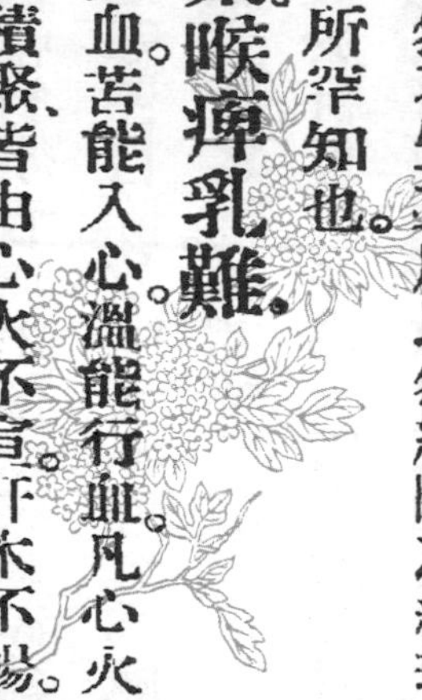

蒺藜。氣味苦溫無毒。主治惡血。破癥瘕積聚。喉痺乳難。

註蒺藜。氣味苦溫。色青。入厥陰。兼入少陰。心生血。肝藏血。苦能入心。溫能行血。凡心火鬱結。肝木不舒。蘊成惡血。皆能治之。以其性溫也。癥瘕積聚、皆由心火不宣。肝木不暢。

蘊結所致。蒺藜既能入肝。疏木以宣火。火氣不鬱。血自暢行。癥瘕無由積聚矣。寒滯蘊結。二陰不得伸。則成喉痺。蒺藜既能宣木火。則蘊結之寒滯自除。故喉可不痺。乳為厥陰所至。血液所生。木火既鬱。乳汁乃難。蒺藜具有化瘀生新之性。故能解乳難。

附論今人多用蒺藜以明目。然不知其所以然。肝開竅於目。目疾多為肝鬱所致。肝鬱則目生疾。蒺藜所以能治目者。以其解肝鬱耳。蒺藜能入肝以生新。故目疾用之可除。但用之於陰虛有鬱者功用較大。其火熾盛者則不宜。

桑根白皮。氣味甘寒。無毒。主治傷中五勞六極羸瘦。崩中絕脈。補虛益氣。

註桑根白皮。氣味甘寒無毒。味濇入陽明。凡因陽明氣虛致傷中。成五勞六極之症。或陽明不潤肌肉而羸瘦。或中氣不固而崩中絕脈者。因桑根白皮甘寒潤陰。濇而固氣。故能補虛益氣。治以上諸症。

附論桑根白皮。又色白而微黃。故又能入手足太陰。以降火氣而益眞氣。是益氣清熱之藥品也。今人祇以安脾。而用於治水消腫。不知其有土金相生之妙用。蓋味甘色微黃知其入脾。脾土足則金氣盛。金氣盛則邪氣可除。肺氣得利。脾氣得充。則水邪可去。此古人用於五皮飲之所由來。故不能讒信以皮治皮之說也。

桑葉。氣味苦寒無毒。主除寒熱。出汗。

註桑葉。氣味苦寒無毒。質輕。宣入太陰經。走氣分。故能除寒熱。若氣道不宣之。迫汗亦主之。

附論桑枝苦平。升降肺氣。因枝部得氣較厚。枝性四達。故達四末。桑椹味甘多脂。生津有功。桑花酸平。濇血力大。

桑上寄生。氣味苦平無毒。主腰痛。小兒背強。癰腫。充肌膚。堅髮齒。長鬚眉。安胎。

註桑上寄生。氣味苦平。入手足少陰。寄生於桑。桑秉金氣所生。故入手太陰。寄生味苦。故能入少陰。腰爲內腎。腎虛則作痛。寄生味苦。苦以堅腎。腎得苦則氣堅。故腰痛可止。小兒背強。(不柔和)者。半由先天不足。亦猶成人之腰痛。故亦主之。癰腫因氣血鬱結所致。寄生所以能治之者。非治未潰之腫。乃治已潰之腫。且宜於虛。不宜於實。因桑上寄生。有升氣之力。又有苦降之功。凡癰之虛陷。火氣不宣而作瘻者。可用之。至於肌膚髮齒、皆屬於肺腎。腎藏五臟之精。腎足則齒髮肌膚無不隆盛。胎動不安、即少陰不固也。桑寄生能入腎。使腎氣堅。故胎可保無虞。

附論寄生種類甚多。以桑上者有用。但採取不眞。誤病不淺。安胎藥中用之者。大半以其能升氣而用。不知苦降辛升兩者相反。味既苦。何能升。其所以安胎者。蓋堅腎之力。非升氣之力也。桑寄生得金水二氣最多。能使母子相生。故能治此諸疾。寄生實、亦得金水二氣甚厚而結著。故能治目疾。

柏子仁。氣味甘平無毒。主治驚悸。益氣。除風溼。安五臟。

註柏子仁。氣味甘平。芳香多液。且爲仁也。故有滋脾陰、助心液之能。心液足、驚悸止。脾陰充、中氣益。中氣能運。風溼自除。心脾俱安。他臟自平。

附論柏子仁雖治心。乃子助母也。故治脾之功較大。或以其多液。於治風溼方中不敢用之。是不知其滋脾陰之功也。脾陰復、溼何由生。陰復氣自充。氣充、風何由存。故雖多液而能治風溼。側栢葉。苦澀芳香。行血而不走。通經達絡。有使血歸經之力。是治諸血之上品也。松脂甘溫味香。行血活瘀。治瘡瘍最善。松節苦溫味芳。氣輕善走。能治風溼。

松花甘溫有液。輕而上升。能潤心肺。

茯苓。氣味甘平無毒。主治胸脇逆氣。憂恚驚邪恐悸。心下結痛。寒熱。煩滿欬逆。口焦舌乾。利小便。

註茯苓氣味甘平無毒。入太陰。利溼調氣。最有功能。氣鬱而胸脇逆氣憂恚。驚邪恐悸。致氣不宣。而心下結氣。疼痛寒熱。煩滿欬逆者。因茯苓調氣。故治之。或水邪內鬱。陰液因之不生。而口焦舌乾。小便不利者。因茯苓利溼、故主之。

附論茯苓生於松根之下。形如石塊。近茯苓之松根、曰茯神木。味微辛。治風頗效。其最外層、曰茯苓皮。味甘淡。利溼有力。內曰赤茯苓。色赤兼入血分。破結妥而有力。再內即茯苓。再內乃茯神。因居心中。得氣最厚。故補心氣。

蔓荊子。氣味苦微寒無毒。主治筋骨間寒熱、溼痺拘攣。明目堅齒。利九竅。去白蟲。

註蔓荊子。氣味微寒而苦。色黑入少陰腎。苦堅化溼。故入之。溼熱蒸入少陰。致筋骨間寒熱。或濕痺拘攣。或少陰不堅。濕熱上蒸。致目黑齒搖。或濕熱內擾。九竅不利。而生白蟲者。皆治之。

附論蔓荊子、堅腎化濕。故治濕擾筋骨。若因治筋骨而謂其入厥陰。則又知標不知本也。小荊實苦而微辛。小而氣厚。故下氣有功。兼開胃氣。因其辛溫。能散陽明之穢也。

槐實。氣味苦寒無毒。主治五內邪氣熱。心涎唾。補絕傷。火瘡。婦人乳瘕。子藏急痛。

註槐實。氣味苦寒無毒。色青而黑。有降氣清熱、和肝涼血之能。五內邪氣。隨陽化熱。或肝失疏泄。肺因之不能布液。以致五內邪氣熱。或液唾者。槐實能治之。若熱蒸經絡。致絕傷。火氣外布而成瘡者。熱清血涼則平。故槐實皆補之。婦人肝失和而成乳瘕、子藏急痛者。因槐實疏肝。亦皆主之。

附論後人因槐實能治腸風下血。或謂養陰。或謂解毒。自以為獨得。發古人所未發。不知經雖未明言治腸風。而於治婦人子藏急痛。意已無所不包。蓋子藏急痛、由於肝不和而血增熱。槐實所以能治者。因其疏肝涼血而治腸風。腸何嘗有風。風者、乃肝之風。

肝腸爲父子。一爲傳導。一爲疏泄。兩相依耳。槐實能和肝涼血。所以治腸風者、在此。所以治子藏急痛者、亦在此。一而二。二而一也。槐花色黃而芳。兼入陽明。治腸風尤爲有力。槐枝通絡。可治風溼之痺。槐葉色青多絡。淸肝去風最妙。槐膠氣味較厚。能墜風熱之痰。

乾漆。氣味辛溫無毒。主治絕傷。補中。續筋骨。塡髓腦。安五臟。五緩六急。風寒溼痺。生漆去長蟲。

註乾漆氣味辛溫無毒。色赤多液。性黏。因其富有脂液。故於脈絡中之氣血、或絕或傷者。皆治之。乾漆能補血。則中土自充。凡筋骨皆有脂液。乾漆能生血。則肝之筋、與腎之骨。雖斷而能續。髓腦爲五臟之精。因有耗傷。斯致虧損。乾漆能補血。血充則五臟得安。五臟安則髓腦亦塡實矣。五緩六急、緣臟腑之氣血不利。血滯則急。血虛則緩。乾漆皆能和之。風寒溼所成之痺。由於血少邪多。乾漆味兼微辛。故能補血。又能逐邪。邪去血充。痺自活利。長蟲、多由溼與血相結而成。生漆有微毒。故能殺之。

附論漆性旣黏。沉濁可知。脂液旣多。補血自宜。或用於外科。功效尤良。但用時必佐以氣分藥。否則重濁膩滯矣。生漆與乾漆之分。有毒無毒耳。故漆之傷人。皆生者。生者毒質內含。性又濁滯。若與木合、則堅固非常。人之皮膚。安能觸之。觸之則傷。

黃連。氣味苦寒無毒。主治熱氣。目痛眥傷泣出。明目。腸澼腹痛下痢。婦人陰中腫痛。

註。黃連氣味苦寒無毒。色黃微紅。爲清少陰之品。苦能降。寒能清。故治熱氣內鬱上炎目痛眥傷泣出目不明等症。若熱隨滲下。致成腸澼腹痛下痢。婦人陰中腫痛者。因黃連苦而能燥。亦治之。

附論。黃連味極苦。少用清火。多用燥濕。若在清火劑而多用。則燥氣愈盛。火氣愈熾。清火反助火矣。蓋苦極傷胃。用之不可過五錢。清火劑則不宜過一錢。故清火燥濕。黃連皆著奇功。惟量數宜慎。

蒲黃。氣味甘平無毒。主治心腹膀胱寒熱。利小便。止血。消瘀血。

註。蒲黃氣味甘平。芳香無毒。產於水中。質宜輕。入太陽太陰二經。心腹膀胱因氣阻隔而作疾。或氣道不宣。陰陽相搏而作寒熱。蒲黃利脾氣。化太陽之氣。太陰太陽之氣得以宣通、而心腹膀胱之疾自除。寒熱自退。其利小便者、亦因太陽之氣得化。小便自利。若血不循經而失血。或血爲氣瘀者。蒲黃通氣。氣道通利。血自循經。氣道宣通。瘀血自化。

附論今人多以蒲黃爲血分之藥。意謂產於水中。故能治血也。實則蒲黃乃宣通氣道之藥。非攻瘀破堅之品。其能止血消瘀血者。亦不過氣暢血自行之理耳。

菊花。氣味苦平無毒。主治諸風頭眩腫痛。目欲脫淚出。皮膚死肌。惡風溼痺。

註菊花氣味苦平無毒。芳香而清。華於秋。得金氣最厚。故能散風熱。化溼氣。有平肝降火之功。諸風隨陽化而上行。致頭眩腫痛。或肝熱上犯、目欲脫淚出者。菊花散風熱。平肝降火。故皆治之。皮膚不仁而成死肌。乃惡風與溼合而成其痺。因其化溼氣。散風熱、而主之。

附論甘菊香而不燥。苦而不寒。清平溫和。治風清火。平肝宜表宜裏。且著奇功。不可因其平常而忽之也。

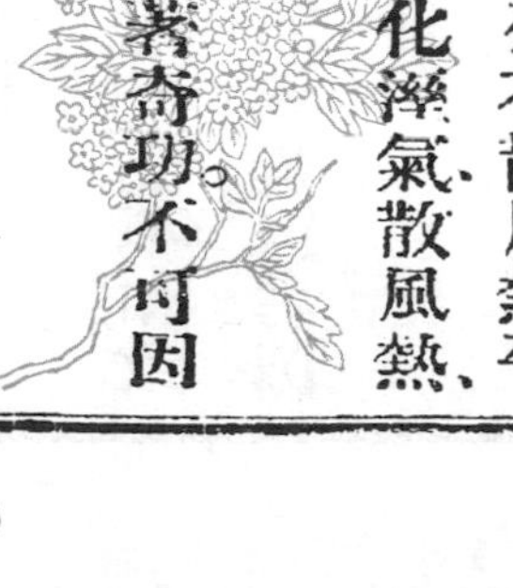

茵蔯蒿。氣味苦平微寒無毒。主治風溼寒熱。邪氣熱結黃疸。

註茵蔯蒿氣味苦平微寒無毒。芳香入脾散風。苦寒燥溼清熱。風溼相搏。榮衛不和。致成寒熱者。茵蔯蒿燥溼散風、故治之。又溼與熱結。脾失健運。熱溼相蒸、而成黃疸者。茵蔯蒿有清熱入脾之性、亦治之。

附論茵蔯蒿採於發苗之時。氣厚質輕。燥溼力大。若稍長則氣較薄。散風有效。及其老大。氣味俱失。僅有苦燥之功。

天名精。氣味甘寒無毒。主治瘀血。血瘕欲死。下血。止血。利小便。

註天名精氣味甘寒微辛無毒。入太陰。甘寒有生血之功。微辛有逐瘀之力。故主治瘀血、血瘕欲死。下瘀血而血自止。其利小便、亦因逐瘀之力。瘀去氣調。小便自利。

附論子名鶴蝨。苦辛有小毒。苦則下降。有小毒則殺蟲。人之有病。非傷氣即傷血。或氣血皆傷。熱傷血。凡因溼熱而生蟲。或溼與血蒸。血中生蟲。或蟲由血分而生。鶴蝨皆能治之。根名土牛膝。氣味苦寒。下降力大。消上焦之火。故治牙痛咽腫及諸骨哽咽諸症。其治諸骨哽咽、不如以酸耎之法為妥。

石龍芻。氣味苦微寒無毒。主治心腹邪氣。小便不利淋閉。風溼鬼疰惡毒。

註石龍芻。氣味苦微寒無毒。入小腸。有燥溼降濁之能。苦降故治心腹熱邪之氣入小腸。故治小便不利淋閉。苦燥而芳。故治風溼鬼疰。（閉尸氣而病者）惡毒。

附論石龍芻。苦芳入心與小腸。苦能降濁。濁降而清升。芳能散穢。穢散而氣化。是以治溺離淋閉最效。

車前子。氣味甘寒無毒。主治氣癃。止痛。利水道。通小便。除溼痺。

註車前子。氣味甘寒無毒。皮黑入脾腎。化水氣。故治氣癃。止癃閉之痛。利水道。通小便。小便利。溼邪去、則溼痺除。

附論車前子。甘寒多脂。利脾強腎。益陰化氣。因強腎化氣則利水除溼。理溼而不傷陰。理脾而不燥溼。爲治陰虛有溼之上品。大凡目不明者、利水之品皆在禁例。獨車前子。有強腎益陰之功。反爲眼科專藥。

冬葵子。氣味甘寒滑無毒。主治五臟六腑寒熱。羸瘦。五癃。利小便。

註冬葵子。氣味甘寒滑無毒。色白而黃。宮有脂液。甘寒清脾。滑則下利。邪熱內蘊、氣不外達者。無論客何臟腑而作寒熱。皆治之。脾不運行而成羸瘦。或五臟之邪下移膀胱而成癃。致小便不利者。亦皆主之。

附論冬葵子。性極滑潤。不特利於膀胱。且能清肺潤大腸。惟因滑潤。妊婦慎用。

地膚子。氣味苦寒無毒。主治膀胱熱。利小便、補中益精氣。

註地膚子、性同車前子。狀亦相類。惟氣味苦寒。苦則下降。寒能制熱。凡溼熱留注膀胱不能化氣。以致小便不利。小便不利、則水蓄胞中。以致上泛於中。中者、土也。土受水尅。不能化精。地膚子既苦且寒。則能除溼化熱。且直入膀胱。使胞中所蓄之溼與熱。得以化行。故中自補、精亦益矣。

附論地膚子佐蘚皮荊芥。能除溼蘊皮膚。感風發癢之粟瘡。故吾常用之。且地膚子、不獨能治粟瘡。其功用全在利溼。溼利水化。精氣自充。更可佐他藥而治他疾。故不可拘泥用也。

決明子。氣味鹹平無毒。主治青盲目淫。膚赤白膜。眼赤淚出。

註決明子。氣味鹹平無毒。生於海中海水鹹、故其味亦鹹。既生水中得水氣最厚。因其質堅。其色白。故其性亦平。人之目爲五臟精華所注。尤賴肝腎之力以養之。故目疾之源不一。起於肝腎者實多。決明子鹹平入腎。助水灌木。故治青盲目淫淚出諸症。青盲爲液少。目淫淚出乃肝虛。既具助水灌木之能。則有充液涼肝之用。此決明子所以能治肝腎陰虛也。又決明子清肝。肝熱清則血瘀之膚赤消。肝陽上亢之目赤除。又腎陰不能上達。目失水養。以致肝陽鬱結。則生白膜之症。決明子堅腎且味鹹可以軟堅。可以解熱。故能除之。此決明子所以能治肝腎火盛也。

附論決明子。一曰石決明。海中所生。大小不一。小者名之曰子。世之用決明者。有石草二種。吾所論者石決明非草決明。草決明本經不載。詳時珍綱目中。

茺蔚子。氣味辛甘微溫無毒。主明目益精。除水氣。

註茺蔚子。氣味辛甘微溫。秉春氣而生。經過長夏始結子。得土氣最厚。因經夏始結子。故其性微溫。因得土氣最厚。故其味甘。因秋而結子。故其味又辛。人之目爲五臟精華所結。凡因陰虛精少。以致目生內障者。茺蔚子治之。能著奇效。因其色黑入足少陰滋水以滋木。且能散不足之虛邪也。又因其味辛。得土氣厚。故凡因水蓄邪留者。茺蔚子能散除水中蓄氣。

附論茺蔚子因能明目。故皆用之。不知用於陰虛之症則可。用於陽盛之症則無效。讀者須在益精上着眼。茺蔚莖生於春時。較子略溫。又有紫筋。故能入血分。凡血滯不行者皆能解之。其梗尤具生力。時人每以全草作膏。爲調經之要藥。不知茺蔚子之功用。凡血滯者用之則效。其血結者則罔效。未可執一而論也。其葉梗經過夏令。較子略溫。其味則較子略苦。既溫且苦。可斷其能解血滯。若寒則不能化血矣。

丹砂。氣味甘微寒。無毒。主治身體五藏百病。養精神。安魂魄。益氣明目。殺精魅邪惡鬼。

註丹砂。氣味甘而微寒。色赤質重而堅。主治身體五臟百病、百病作諸病解。乃身體五臟陽氣騰越諸病。因其色赤入陰。鎮納陽氣。味甘得水氣又厚。故主之。精神恃陰而養。魂魄因鎮而安。陰平陽密。其氣則益精神。既安目自光明。又因質重氣厚。能殺精魅邪惡鬼之氣。

附論丹砂。入心育陰。鎮陽和肝。其性平。故用者頗多。所謂殺精魅邪惡鬼之殺字、乃殺其不正之氣。即避惡氣之意。後人解作眞能殺怪誤矣。丹砂之義。固在育陰鎮陽。然用之不當。使其重墜。反有引邪下陷之害。

雲母。氣味甘平無毒。主治身皮死肌。中風寒熱。如在車船上。除邪氣。安五藏。益子精。明目。

註雲母石。氣味甘平無毒。秉陰氣而生。色白質輕。益陰理肺。肺氣調。津液生。身皮活潤。死肌可痊。中風者、風熱相搏而作寒熱。眩暈如在車船中。雲母調肺氣。肺氣調。營衛和。而風邪自祛。津液自復。其除邪氣。安五臟。益子〔子瞳也〕精。明目之功。皆由理肺益陰之力。

附論雲母甘平。陽起石鹹溫。一陰一陽。皆著奇效。或以陽起石雲母爲一類之性。棄雲母而不用。不知雲母功在益陰。陽起石功在助陽。一以水氣而成。故能生雲。一秉火氣而生。故冬不着雪。陰陽既判。用法自活。

赤石脂。氣味甘平無毒。主治黃疸。洩痢腸澼膿血。陰蝕下血赤白。邪氣癰腫疽痔惡瘡。頭瘍疥瘙。

註赤石脂。氣味甘平無毒。色赤。甘平則利脾化溼。色赤則生新逐瘀。凡脾溼不運而成黃疸洩痢。或溼流腸間爲澼便血。或溼注於下陰被蟲蝕致下血赤白。或邪與溼搏而爲癰腫疽痔惡瘡頭瘍疥瘙等症。因赤石脂化溼生血。故皆治之。

附論赤石脂。或以爲色赤而益陰。或以爲甘平而燥溼。一潤一燥。立論迥異。何去何從。似難確定。不知皆是也。但燥溼之燥字、稍欠斟酌。謂之化溼則可。謂之燥溼則不可。緣脾不運化。血液不生。溼因之而化。赤石脂助脾則溼化。入陰則血生。故治溼最有功能。

滑石。氣味甘寒無毒。主治身熱。洩澼。女子乳難。癃閉。利小便。蕩胃中積聚寒熱。益精氣。

註滑石。氣味甘寒色白無毒。理脾利竅之品。若脾溼而洩澼。脾不和而身熱。竅不通而乳難癃閉小便不利。或寒熱積聚胃中。或脾不散精。滑石皆治之。

附論滑石既爲通利之品。何以能益精氣。不知其所以通利者、因其甘而理脾。所以益精氣者、亦因其理脾。蓋能使脾氣散精。則精不益而益矣。

消石。氣味苦寒無毒。主治五臟積熱。胃脹閉。滌去蓄結飲食。推陳致新。除邪氣。煉之如膏。

註消石氣味苦寒無毒。秉火氣而生。回味鹹。能推蕩軟堅。故治五臟積熱。胃實脹閉。滌去蓄結飲食。陳去而新生。氣血煥然而新。則邪氣自除。但必煉之如膏。方能治病。

朴消。氣味苦寒無毒。主治百病。除寒熱邪氣。逐六腑積聚結固留癖。能化七十二種石。煉餌服之。

註朴消氣味苦寒無毒。回味鹹。能破結軟堅。凡百病寒熱所結之邪氣皆治之。六腑積聚。結固留癖。皆能逐之。其化七十二種石者、乃形容破結軟堅之力。但當煉而用之。

附論消石即俗所謂城者、外用甚多。內治用者尙鮮。然內服亦頗平安。惟多舍而不用者。因功用與朴消。一則有破結之力。一則有推盪之功。二者相差無幾。致後人多偏重朴消。職是故也。

礬石。氣味酸寒無毒。主治寒熱洩痢白沃。陰蝕惡瘡。目痛。堅骨齒。

註礬石。氣味酸澀而寒。澀能固滑。故能澀寒熱洩痢白沃。酸收苦澀。則能殺蟲。故凡滌熱所致之陰蝕惡瘡。因其殺蟲主治之。火肝上炎則目痛。肝火收則目痛止。滌熱蒸灼筋骨。濕熱去則骨齒堅。礬石酸澀。歛肝火清濕熱。是以治之。

附論礬石色白。又能兼固肺氣。且性重濁。又治痰有功。然用之得當則收效。苟用之失當則滋害烈。

石膽。氣味酸辛寒。有小毒。主明目。治目痛。金瘡。諸癇痙。女子陰蝕痛。石淋。寒熱崩中下血。諸邪毒氣。

註石膽。氣味酸辛寒澀有小毒。酸辛入太陰厥陰。歛肝肺。殺濕蟲。凡肝火上炎。致目朦目痛。或金瘡受風。或肝動於內爲癇痙者。石膽酸澀。故主之。又濕氣下注。蘊而生蟲。致女子爲陰蝕。或濕蘊膀胱。致爲石淋崩中下血。或寒或熱穢濁諸邪毒氣。石膽酸辛殺蟲。酸澀化濕。故皆治之。

附論石膽。因其酸辛澀有小毒。外治用以滲諸瘡之水。殺血穢之蟲。

石鐘乳。氣味甘溫無毒。主治欬逆上氣。明目益精。安五臟。通百節。利九竅。下乳汁。

註石鐘乳。氣味甘溫。富有脂液。入太陰。助健運。滋津暢脈。故主治欬逆上氣等症。

附論石鐘乳。張註、本內經發揮精微之至。茲不贅解。但附錄張註於下。

張隱菴曰。石鐘乳、乃石之津液融結而成。氣味甘溫。主滋中焦之汁。上輸於肺。故治欬逆上氣。中焦取汁。奉心化赤。而爲血。故明目。流溢於中而爲精、故益精。精氣盛則五臟和。故安五臟。血氣盛則百節和。故通百節。津液濡於空竅、則九竅自利。滋於經脈、則乳汁自下。

太一餘糧。氣味甘平無毒。主治欬逆上氣。癥瘕血閉漏下。除邪氣肢節不利。

禹餘糧。氣味甘寒無毒。主治欬逆。寒熱煩滿。下痢赤白。血閉癥瘕大熱。

註禹餘糧。氣味甘寒無毒。入手太陰手陽明二經。凡肺氣不降。因熱作欬。其勢必嗆必逆。禹餘糧性寒質重。寒可去熱。重可降逆。故主治之。寒熱之症。最宜辨明。此治寒熱。非指表言。非指表邪言。乃寒熱凝結。因滯蘊而生熱。滯熱既結。寒熱互見。其人必煩而滿。此滯熱蘊蓄之狀也。滯熱蘊久不除。必致釀成痢症。滯盛者色白。熱盛者色赤。既成痢症已至陽明。禹餘糧能淸溼熱。故能化痢。至血閉癥瘕之大熱。禹餘糧性屬甘寒。須佐他藥以化之。

附論禹餘糧。相傳爲大禹治水之餘糧。化生此藥。以是得名。蓋治水時。開濬河道。鑿至山脈。下及水泉。有糧淤於其間。化而成此。故秉性甘寒。得先天之元氣。含水液之精華。質既近水。則能淸熱化溼。性又沉重。則能下入陽明。陽明之氣既淸。肺氣乃能下降。說者謂本經因神農所著。禹餘糧則後賢所加。殆無疑義。但理精法驗。流傳已古。亦可作神農之言讀也。再太一餘糧、與禹餘糧名既相近。效亦略同。其殆一而二。二而一乎。太一卽先天也。茲將太一餘糧移前。姑存原文。不復註釋。

空青。氣味甘酸寒無毒。主治青盲耳聾。明目。利九竅。通血脈。養精神。益肝氣。

註空青氣味甘酸寒。礦質之一種也。其色外白黃內青綠。入足少陰厥陰二經。尤以入厥陰爲最。凡因腎虛水乏。不能上涵肝木。以致肝液虧、而睛光散大。視物不明者。及因腎虛肝虛而耳聾者。空青能聰之明之。九竅血脈。皆賴精神以通以利。而精神又爲五臟所餘藏之於腎。腎氣不足、則精穴來源。必致不利不通。空青滋腎水而涵肝木。肝腎得充。精神以裕。故皆治之。空青味酸。酸能收斂。其性又寒。故肝陰虛者、能益之。

紫石英。氣味甘溫無毒。主治心腹欬逆邪氣。補不足。女子風寒在子宮。絕孕十年無子。

註紫石英。氣味甘溫無毒。甘入脾。紫入肝。脾不運化。肝失疏泄。濁氣上壅而成心腹欬逆邪氣。其欬逆發於心腹。其邪氣客於心腹。紫石英皆治之。脾健布精。諸虛皆補。故補不足。風寒久客女子子宮。因而無子者。紫石英溫補肝脾、亦主之。

白石英。氣味甘微溫無毒。主治消渴。陰不足。欬逆。胸膈間久寒。益氣、除風溼痺。

註白石英。氣味甘溫無毒。入脾肺。益血。益血則治消渴陰不足。欬逆。溫脾肺則治胸膈久寒。益氣則除風溼痺。

附論石英性溫。用於溫補。頗著功效。色紫者入肝。色白者入肺。然皆主治在脾。

龍骨。氣味甘平無毒。主治心腹鬼疰精物老魅。欬逆洩痢膿血。女子

漏下。癥瘕堅結。小兒熱氣驚癇。

註龍骨氣味甘平。厚重無毒入肝脾二經。甘平養脾。厚重鎮肝。肝和則心腹病去。洩痢膿血可止。肝平則鬼疰精物老魅欬逆可痊。肝脾俱和、則女子漏下可愈。癥瘕堅結可化。其治小兒熱氣驚癇者、亦因鎮肝之故。

附論龍骨為靈性之品。重鎮力大。治肝較治脾、尤著功效。

鹿茸。氣味甘溫無毒。主治漏下惡血。寒熱驚癇。益氣強志。

註鹿茸。氣味甘溫。入足少陰。兼入足厥陰。為補肝陰、益腎陽之要藥。鹿性善走。其生多年。能食靈草、以通仙壽。秉太陽之氣。發生於春。得春氣亦厚。其茸初生。皆在春令。而其潛藏之陽。蓄之已久。故能入足少陰及厥陰。漏下之症有虛實。其肝盛血瘀、以致漏下惡血者。不在此例。凡因氣虛不能攝精。致經下如漏不止。及因氣虛不能率血、致血雖不足而有瘀者。鹿茸始有奇效。寒熱則血氣失諧。及氣虛血虛之驚癇。鹿茸能益其氣而滋其血。故治之。鹿茸為骨血之餘。受二氣以生。既潛太陽之陽。又秉春生之氣。故既能益元陽。又能滋陰血。腎藏五臟之精。而精為氣血所化。腎藏志。茸入腎。故強志。

附論茸以東產爲佳。得之不易。故價昂而用之者少。男子亦有漏下。以字而言之。凡出竅皆爲漏。此漏不可廣義解釋。既明言益氣強志。則知男子陽虛之遺精尿血亦漏下也。

鹿角膠。氣味甘平無毒。主治傷中勞絕。腰痛羸瘦。補中益氣。婦人血閉無子。止痛安胎。

註鹿角膠。氣味甘平無毒。富有脂液。養脾滋陰之品。傷中者。中氣傷也。勞絕者、因過勞氣血絕而不續也。脾陰不布。則羸瘦。腎陰不足則腰痛。鹿角膠養脾滋陰。故皆治之。且既補中則氣益。氣益則血行。血行則血閉之痛可止。血不循經之胎動可安。

附論鹿角膠、非若鹿茸之溫厚。性極平妥。宜君宜臣。施於補劑。甚爲有效。

鹿角。氣味鹹溫無毒。主治惡瘡癰腫。逐邪惡氣。留血在陰中。除少腹血痛。腰脊痛。折傷惡血。益氣。

註鹿角氣味鹹溫無毒。鹹則軟堅。溫則行血。味厚有脂。養陰益氣之品。惡瘡癰腫、由於血瘀氣滯。故主之。溫能逐邪。散惡氣。鹹能治陰中留血。除少腹血痛。行血則能治腰脊痛。折傷惡血。

牛黃。氣味苦平有小毒。主治驚癇、寒熱。熱盛狂痓。除邪逐鬼。

註牛黃氣味苦涼。有小毒。小毒者、因其黃性涼。不見日月。得陰氣最厚。故牛因之而病。以是曰小毒。入手少陰。兼入足太陰。凡因脾熱心火熾盛。神明擾亂。神識不清因而若驚若恐。以致成癇。則心火燔灼。身患寒熱。熱極而狂。狂極而痓者。牛黃皆治之。邪穢鬼僻。足以令人昏迷。牛黃入手少陰。清心經之邪火。故心得清。火得平。則邪鬼自滅。且癇痓兼有因脾熱致成者、牛黃能入太陰。更可兼治之。

附論牛食莠草。感而成病。其所以病牛者。因牛食草之後。膽氣若鬱。鬱而不發。蘊積於膽。久則成黃疾。莠草得天地之精華。牛膽乃牛之陰臟。以先天之陽、積於後天之陰。故其性涼。用者為防毒計。數量無須過多。奇效自著。但此藥不易得。以色能染指者為眞。

阿膠。氣味甘平無毒。主治心腹內崩。勞極洒洒如瘧狀。腰腹痛。四肢痠疼。女子下血。安胎。

註阿膠。氣味甘平無毒。入太陰二經。益氣補血之品。肺主氣。脾統血。氣血勻足。血自滋生。氣息失勻。血自受困。脾居五中。統攝全身之血。賴氣為衛。氣如不足。血乃妄行。以致心腹內崩。氣傷血崩。必致勞極。氣血不諧。發為寒熱。狀如瘧之洒洒。腰腹四肢、胥賴氣血之充足而為用。設氣血兩傷。自必痠痛。血室胞。胞亦賴氣血以生養之。氣傷血下、則胎不安矣。阿膠入肺以益氣。使肺氣充足。運行輸送。各臟自得所安。而血所以恃氣為用者。因血得氣充。則生統皆固。故氣血虧傷諸症。阿膠皆主之。

附論膠、取自馬牛之驢、皮之黑者。為其得水火之濟。寒熱得平。用阿水煎之。俾成膠質。阿水之源在北。煎至成膠。則水與皮之精質、渾化無遺。故其性得平。用治虛症。自無不宜。但膠性黏滯。用之須佐活動藥品。以免受黏性之弊。

麝香氣味辛溫無毒。主辟惡氣。殺鬼精物。去三蟲蠱毒。溫瘧驚癇。

註麝香。氣味辛溫無毒。慓悍散結。其慓悍之氣足以避惡氣。散鬼精物。三蟲蠱毒由鬱而成。溫瘧驚癇、皆氣結於上。麝香辛溫而慓悍。故皆能禦之。

附論麝香因其為精華有靈之物。當用其質。故多用於丸散、而湯劑鮮有用者。若煎而成湯。其氣雖存。其靈已去矣。

龜甲。氣味甘平無毒。主治漏下赤白。破癥瘕。痎瘧。五痔陰蝕。溼痺。四肢重弱。小兒顖不合

註龜甲。氣味甘平無毒。入太少二陰。生於水。得水之精華。自不畏水。故能化溼。水爲陰。陰中有陽。龜潛居水中。得水中陽氣最厚。是陰陽俱備之物。其甲堅實。凡漏下赤白、皆有溼在。龜甲既得水精。故能治之。癥瘕爲陰虛氣滯所結。甲性旣堅。自能破之。痎瘧在陰在陽。龜甲具有二靈。皆可除之。五痔陰蝕。不外溼蘊。肢重肉痺、亦因溼成。龜甲化溼。故皆治之。且龜甲所秉之陰在性。所秉之陽在甲。生於水中。則通少陰而益腎。小兒之顖不合。皆先天之所遺。先天爲腎。故龜甲能合顖。

附論龜甲色靑兼入厥陰。世少知者。旣得水中之精華。當滋人身之血液。肝藏血。恆賴腎以潤之。龜甲旣入少陰。則可滋陰明矣。

牡蠣。氣味鹹平微寒無毒。主治傷寒寒熱。溫瘧洒洒。驚恚怒氣。除拘緩鼠瘻。女子帶下赤白。

註牡蠣。氣味鹹平微寒。色白而靑。入少陽厥陰。質重而剛。鎮納有力。鹹平輭堅。破癰有

功。傷寒寒熱中於少陽。溫瘧洒洒。發於奇恆之府。牡蠣色青、故主之。驚恚怒氣。發於肝腎之陽氣浮越。牡蠣鎮納、故主之、鬱而不舒、則爲拘緩鼠瘻。鬱而傷帶。則爲帶下赤白。牡蠣鹹軟。故能除之。

附論。或以牡蠣產於水中、而謂其入太陽。或以牡蠣鹹平、而謂其入少陰。二說固不無見地。然執是說也。謂土所生之草木。皆主太陰。謂鹹皆入少陰。舍質舍色可乎。況牡蠣秉水氣而生。得坎中之陽。故變而爲震。是以色帶青。質重而剛。鎮納陽氣。破結開鬱。功效奇著。治皆在木。

桑螵蛸。氣味鹹甘平無毒。主治傷中疝瘕陰痿。益精生子。女子血閉腰痛。通五淋。利小便水道。

註桑螵蛸。氣味鹹甘平無毒。具有生氣、其性靈。藉長夏之氣而生。故益氣生陽之力最大。兼入少陰太陰。人之傷其中氣者。則爲傷中。氣不足、血不行、但爲疝瘕。氣不暢運。宗筋不用。致爲陰痿。桑螵蛸益氣生精。故皆主之。精氣足則有子。女子氣弱則血閉腰痛。氣道不宣。膀胱不運。致成五淋。桑螵蛸益氣。氣道暢。諸竅通。故皆治之。況膀胱爲生氣之源。故利小便水道。

附論桑螵蛸爲螳螂之子。具有生氣。功效極大。然儒醫至不得已時始一用之。亦仁人之用心也。

蜂蜜。氣味甘平無毒。主治心腹邪氣。諸驚癇痓。安五臟諸不足。益氣補中。止痛解毒。除衆病。和百藥。

註蜂蜜。氣味甘平無毒。脂厚味重。入脾胃。性最緩。脾胃和則心腹邪氣去。諸驚癇痓、皆由肝起。以致筋急而爲病。蜂蜜性緩。用之、其病自除。胃和脾運、則中氣自益。故能安五臟之諸不足。五臟既安、則衆病皆去。蜂蜜緩和百味。故能和百藥。

附論今之用蜜。非用以潤腸。即用以配圓。至其緩和之功。似若不知者。然此層關係綦重。即如製圓用蜜、用水、用糊、法則至嚴。不宜錯亂。蜂蜜緩急和脾。功效最大。豈可妄用。

蜜蠟。氣味甘微溫無毒。主治下痢膿血。補中。續絕傷金瘡。益氣。

註蜜蠟。氣味甘微溫無毒。亦入太陰。其性重滯。脂多味厚。故益氣而潤。滯而不澀。下痢膿血。傷氣耗陰之病。用蜜蠟之滯質補之。其病可除。又質重能補中益氣。有續絕傷金瘡之功。

附論蜜蠟多用於外治。雖古方有內用之法。而用者絕鮮。因其滯重難飲也。

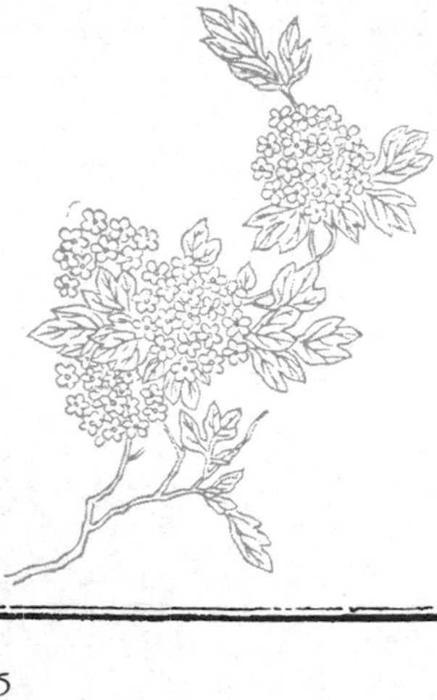

神農本草經註論卷上終

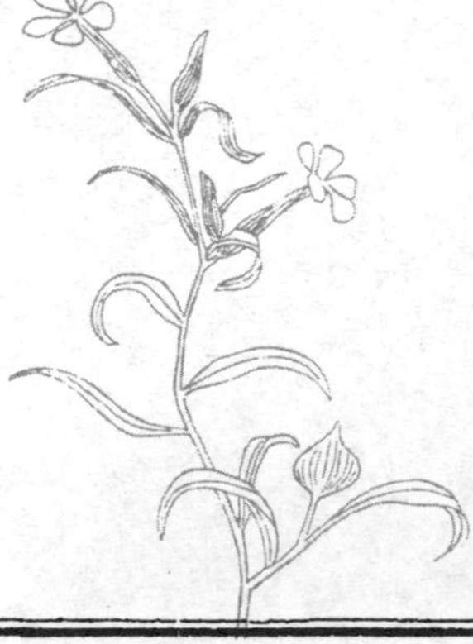

神農本草經註論卷中

漢中孫子雲先生講述

本經中品

玄參。氣味苦微寒無毒。主治腹中寒熱積聚。女子產乳餘疾。補腎氣。令人明目。

註玄參。氣味苦微寒無毒。酸甘多脂。滋陰降火。陰虛而脾腎之用不著。腹中之氣不和。致寒熱積聚。寒熱者。腹部之寒熱也。女子產乳餘疾者。女子產後乳病之餘疾也。玄參皆能治之。因其滋陰養血。又能補腎氣。而明血不貫睛之目。

附論玄參。本甘中帶苦。回味為酸。本經舍甘言苦者。亦因治在下焦。取苦降之義耳。

丹參。氣味苦微寒無毒。主心腹邪氣。腸鳴幽幽如走水。寒熱積聚。破癥除瘕。止煩滿。益氣。

註丹參。氣味苦微寒無毒。因色赤。故治在心腹。因養正。故主心腹邪氣。腸失血。榮氣作虛聲。幽幽如走水。乃腸中少血故也。丹參益陰。故能治之。益陰養正。正氣足則榮衛和。

寒熱退。陰液足則積聚去。癥瘕除。如溝中淤泥。水來則濁者自清也。至止濁逆之煩滿。因苦降也。益陰中之正氣。因色赤有脂也。

附論丹參用者甚多。論者亦不一。有謂其化淫者。引經腸鳴幽幽如走水以作證。有僅就治積聚。破癥瘕。而謂其破血有力者。又有因其定名曰參。且經言益氣。而謂其主治在氣。以之補氣者。言人人殊。莫衷一是。惟張氏隱菴之論。獨具隻眼。實獲我心。錄之於後。

張隱菴曰。丹參玄參。皆氣味苦寒。而得少陰之氣化。但玄參色黑。稟少陰寒水之精。而上通於天。丹參色赤。稟少陰君火之氣。而下交於地。上下相交。則中土自和。故玄參下交於上。而治腹中寒熱積聚。丹參上交於下。而治心腹邪氣。寒熱積聚。君火之氣下交。則土溫而水不泛溢。故治腸鳴幽幽如走水。破癥除瘕者。治寒熱之積聚也。止煩滿益氣者。治心腹之邪氣也。夫止煩而治心邪。止滿而治腹邪。益正氣所以治邪氣也。

紫參氣味苦寒。無毒。主治心腹積聚。寒熱邪氣。通九竅。大小便。

註紫參。氣味苦寒無毒。生於水濱。得寒水之氣最厚。凡因熱結積聚。致心腹痛者。皆能除之。苦寒能降。故利大小便積聚。解二便自通。二便既通。則寒熱所積之邪氣除。而九竅俱通矣。

附論紫參世所罕用。僅仲聖用之以降肺逆。故知之者少。

白前根氣味甘微溫無毒。主治胸脇逆氣。欬逆上氣。呼吸欲絕。

註白前根。氣味甘微溫。回味微苦。無毒。入手太陰。爲降逆泄肺之品。肺主氣。氣暢則肺行。胸脇不滿。呼吸自勻。若因氣逆而致喘。痰阻而作欬。則肺氣不利。上壅氣逆。呼吸氣促。甚至胸滿而氣欲絕。白前根色白而兼味苦。故能治之。

附論白前根本經言其甘微溫。而嚐其味。則兼苦性微溫。不甚甘。甘則助滿。溫則和肺。白前根能降逆氣。故知其苦而不甘。但世以甘之故。用之寡效。遂少用者。

當歸氣味苦溫無毒。主治欬逆上氣。溫瘧寒熱洗洗在皮膚中。婦人漏下絕子。諸惡瘡瘍。金瘡。煑汁飲之。

註當歸。氣味苦溫無毒。多脂而甘。苦則入心。溫甘多脂。則生血益陰。得春氣最厚。則入厥陰。故爲厥陰少陰之潤品。凡肝陰虛而欬逆上氣。或溫瘧寒熱傷陰。洗洗然如在皮臍中皆治之。他如婦人肝虛。漏下絕子。或諸惡瘡瘍。金瘡傷耗血液之症。亦主之。煮汁取其液也。

附論當歸為養血之上品。張葉諸家。皆有精確之論。因其養血。治婦女多用之。時醫不問主治。在婦女動輒歸芎。在男子則屏而不用。殊為可笑。

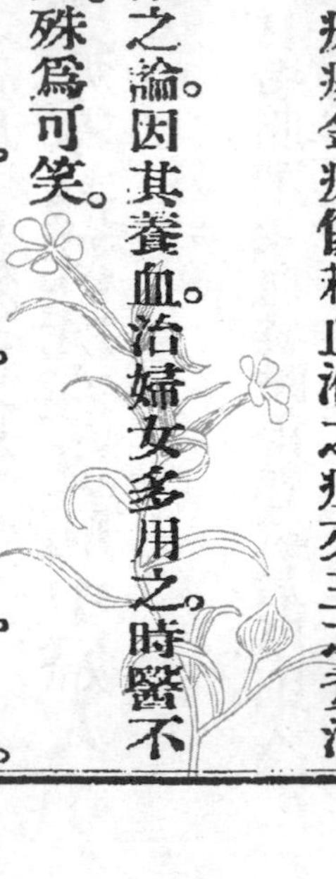

芍藥。氣味苦平無毒。主治邪氣腹痛。除血痺。破堅積。寒熱疝瘕。止痛。利小便。益氣。

註芍藥。氣味苦平無毒。多脂微酸。入厥陰少陰，以得氣最厚。兼益血中之氣。故邪氣傷陰。肝失疏泄。因而腹痛者。則主治之。血虛不行。因而成痺者。則能除之。因其養陰益氣。故能破肝不疏泄致成之堅積。及氣血所聚之寒熱疝瘕。止陰虛不榮筋肉之痛。利陰虛之小便不利。益陰中之氣。

附論芍藥入肝。實因秉春氣而生。且味微酸。細嚼可證。經文簡略。不能以經文無酸字。即謂其不酸。若云不酸。後人用其固利止汗。皆著功效。則又何故。

芎藭。氣味辛溫無毒。主治中風入腦頭痛。寒痺筋攣緩急。金瘡。婦人血閉無子。

註芎藭氣味辛溫無毒。辛入肺。溫入肝。爲肝經之主藥。專搜血中之風。功能上升。以陞芎天。故腦爲人身之至高。凡風邪入於頭腦者。芎藭能升驅之。寒痺則血不行。筋攣緩急則血不榮。血旣爲病。賴氣疎之。芎藭入肝肺二經。能逐血中之風。血無風邪。血乃暢行。則痺者能活。攣者能舒。金瘡血閉。皆因血之不活。血滯則瘡不能愈。經不能通。芎藭辛溫。故能治之。

附論芎藭。近來方中罕見。祇書川芎。蓋以地產爲名也。

牡丹氣味辛涼無毒。主治寒熱中風瘈瘲驚癇邪氣。除癥堅瘀血留舍腸胃安五臟。療癰瘡。

註牡丹氣味辛涼無毒。色赤入血。厥陰多受之。雖辛而微。雖涼而不寒。凡氣血不和之寒熱。血滯也。牡丹入血分。辛能除寒。涼能解熱。故治之。中風瘈瘲。乃血鬱生熱。不能榮筋。血旣不榮。則作瘈瘲。牡丹能活其血。能平其血積之熱。故瘈瘲可解。驚癇者。邪氣鬱於血分。血熱作驚也。癥堅者。血瘀久則結。結則血燥而熱也。牡丹入肝涼血。故皆治之。

腸胃爲多血之府。血瘀則熱生。氣滯則五臟不安。牡丹既入血分。清腸胃所留舍之血。故能使腸胃五臟皆安。癰瘡之毒。由於血鬱而久不解。既爲癰瘡。則血熱可知。牡丹辛涼。解血鬱之熱。故療之。

附論牡丹本經未及皮。蓋以花論。花之功用。本倍於皮。世人多以花供玩賞。致誤採時。故僅取其皮以入藥。而鮮用花者。

地榆。氣味苦微寒無毒。主治婦人產乳痓病。七傷帶下。五漏。止痛。止汗。除惡肉。療金瘡。

註地榆。氣味苦微寒無毒。性澀。色青。疏肝活血。因其疏而不滑。故於婦人肝不舒而爲產乳病。或邪氣侵筋而爲痓病者。能治之。因其疏而且澀。故於七傷帶下五漏諸病。能治之。而並能止痛止汗。既能疏肝。必能活血。故又除惡肉療金瘡。

附論地榆。澀而能疏。非若桃仁之潤。紅花之芳。孕婦因之不忌。

紫草。氣味苦寒無毒。主治心腹邪氣。五疳。補中益氣。利九竅。

註紫草。氣味苦寒無毒。脂多氣芳。入少陰生血液。故治心腹邪氣。五疳。血由中焦取汁。

故能補中。血足氣自益。氣血充滿。九竅乃利。

附論紫草。脂多而黏。芳而不守。補而不滯。內服則補血利氣。外用則活血排瘀。皆因其芳而多脂。

澤蘭。氣味苦微溫。無毒。主治金瘡癰腫瘡膿。

註澤蘭。氣味苦微溫。無毒。其味芳香。入厥陰氣分。能解血分所結之氣。氣調則血行。金瘡癰瘇以致成膿。皆由氣滯血瘀所致。澤蘭苦溫而香。能除一切結聚血分之氣。故主治之。

附論澤蘭。香芳。性平。不悍。用以活血最宜。故婦科多用之。

茜草根。氣味苦寒。無毒。主治寒溼風痺。黃疸。補中。

註茜草根。氣味苦寒。無毒。降火活血。芳而散溼。寒溼風痺。因其芳散苦燥。故治之。黃疸亦由溼而成。故并主之。其補中者。乃由芳能暢脾故耳。

附論茜草。因其色紅。多認為行血。有力。其實茜草非行血品。與芍藥雖略近。但芍藥活血而固陰。茜草活血而化溼。

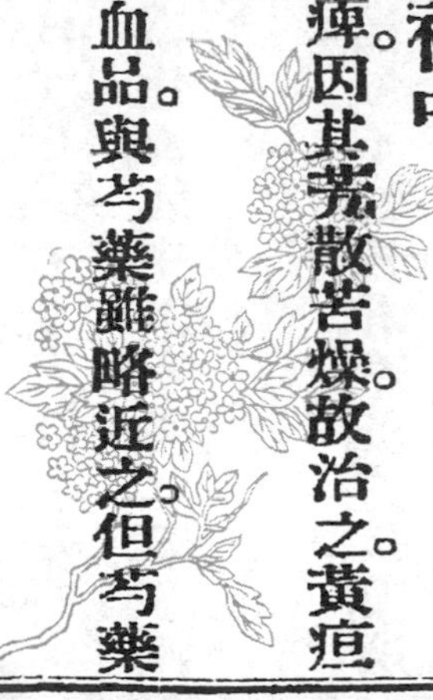

秦艽。氣味苦平無毒。主寒熱邪氣。寒溼風痺。肢節痛。下水。利小便。

註秦艽。氣味苦平無毒。降逆化溼。入脾胃因其利脾和胃化溼。故主治寒熱邪氣。寒溼風痺。肢節痛。其下水利小便者。但取其苦降而達下也。

附論秦艽。或謂苦澀固痢。或謂輕宣散風。多用以治痢治風。不知皆非秦艽之長。其所以治風治痢能有效者。因化溼利水故也。故秦艽宜於兼有溼症之風之痢。否則不能生效。

防己。氣味辛平無毒。主治風寒溫瘧熱氣。諸癎除邪。利大小便。

註防己。氣味辛平無毒。入太陰。宣通利氣。理肺和脾。肺氣通宣。客邪自去。故治風寒溫瘧熱氣。諸癎除邪。其能利大小便者。不過肺氣調達之義耳。

附論防己。論者甚多。惟張氏之論。實獲我心。錄之於後。

張隱菴曰。防已氣味辛平。色白紋黑。禀金水相生之氣化。其莖如木。木能防土。已者土也。故有防已之名。主治風寒溫瘧熱氣者。風寒之邪。藏於腎臟。發爲先熱後寒之溫瘧。溫瘧者。熱氣有餘之瘧也。經云。溫瘧者。先熱後寒。得之冬中於風寒。此病藏於腎。防已啟在下之水精而輸轉於外。故治風寒溫瘧熱氣也。諸癇除邪者。心包受邪。發為牛馬豬羊雞諸癇之證。防己中空藤蔓。能通在內之經脈而外達於絡脈。故治諸癇除邪也。利大小便者。土得木而達。木防其土。土氣疏通。則二便自利矣。

木通。氣味辛平無毒。主除脾胃寒熱。通利九竅血脈關節。令人不忘。去惡蟲。

註木通氣味辛平無毒。輕宣。色黃入太陰。調肺氣。肺氣通暢。脾胃寒熱除。九竅血脈關節。皆能通利。血脈通利。各臟皆有所養。則不忘。惡蟲因溼而生。肺氣調。水道利。溼無所著。惡蟲自去。

附論木通之功用。僅言之不過調肺氣而已。詳言之。不特利水。且能破血生血。其通利九竅等。乃破血之功。其令人不忘。乃生血之力。然生而不破。既曰破血。又曰生血。究何謂。推其原。調肺之效。肺氣調。百脈暢行。瘀者自去。新者自生。

葛根。氣味甘辛平無毒。主治消渴。身大熱。嘔吐。諸痺。起陰氣。解諸毒。

註葛根。氣味甘辛平無毒。輕宣。達表。暢中。清胃。清胃則治消渴嘔吐。達表則退熱除痺。

輕宣則起陰氣。因其甘平。故津液能從陰氣而上升。胃清則諸毒可解。

附論葛根蔓延宣通經絡。其味甘。故爲陽明主藥。因能清胃。故其實化痢。其花解酒。因其通絡。故葉治金瘡。蔓開喉痺。

麻黃。氣味苦溫。無毒。主治中風傷寒頭痛。溫瘧。發表出汗。去邪熱氣。止欬逆上氣。除寒熱。破癥堅積聚。

註麻黃氣味苦溫無毒。輕宣而辛。入太陽開玄府。因其發表出汗。凡中風傷寒之頭痛。及溫瘧之症。皆治之。既能發表。則邪熱氣去。風寒所束之欬逆上氣止。并除榮衛不和之寒熱。破氣道不宣所結之癥堅積聚。

附論麻黃氣味。實辛淡而溫。微苦無毒。經文則云苦溫無毒。而不曰辛。後人論者甚多。或疑經文錯漏。或謂苦溫即能發表。若得辛而力大。麻黃散而不升。不曰辛而曰苦。即示不升之意。二論皆有至理。故并存之。

白芷。氣味辛溫。無毒。主治女人漏下赤白。血閉陰腫。寒熱。頭風侵目淚出。長肌膚。潤澤顏色。可作面脂。

註白芷。氣味辛溫無毒。燥脾益胃。凡女子脾溼。漏下赤白血閉陰腫。或風邪寒熱。頭風侵目淚出。因其芳香入土。辛溫透肌。故主之至其長肌膚潤澤顏色可作面脂。亦因芳辛活血散風之故耳。

附論白芷多以為表藥。或因治風。而以其入肝。不知白芷之透肌。因其能發越脾氣。非驅風散寒之品也。

荊芥氣味辛溫無毒。主治寒熱。鼠瘻瘰癧生瘡。破結。聚氣下瘀血。除溼疸。

註荊芥。氣味辛溫無毒。入血分。因其色赤。能散血中之風。凡外感風邪。致發寒熱。荊芥能解之。鼠瘻瘰癧生瘡。皆為氣血凝結而成。荊芥性溫。能活血。味辛能散結。氣血得暢。則瘻癧瘡均可除。氣舉血行。聚則血凝。凝久則瘀。荊芥既辛溫。則聚氣瘀血皆能除。疸由於溼。風能勝溼。荊芥為風藥。故能化溼。

附論荊芥性雖溫。不甚烈。辛亦不悍。其入血分與大青葉頗同。不過一溫一涼耳。故凡外感於風者。用之立效。近人因其辛溫。皆以其治外感。不知其能凝內疾。故經云治瘡瘻瘀血溼疸。蓋在佐藥之如何也。其穗芳香。散力大於梗。

貝母。氣味辛平。無毒。主治傷寒煩熱。淋瀝。邪氣疝瘕。喉痺。乳難。金瘡。風痙。

註。貝母氣味辛平微苦無毒。色白專入手太陰爲氣分要藥。傷寒熱在內。寒在外。皮毛緊束。被邪所阻。內熱無從宣洩。則蘊而發煩。貝母既入肺經。而皮毛屬肺。其味又辛。故能散所傷之寒。因寒所生之熱。亦可通而除矣。淋瀝由於膀胱氣鬱。與肺雖無直接關係。而肺爲全身之宗氣。且貫在下降。自能行氣以利水。水暢則淋瀝愈。疝瘕由於邪氣所聚成。雖位在肝。而既因氣聚。故貝母之辛降能解之。喉症之因雖多。既成痺。則肺之上口塞而不通。貝母爲肺家主藥。故開痺治喉。功用自大。乳難者。非無乳。亦非乳少。蓋乳道滯塞。因而乳難。乳之原質爲血。血行以氣。故貝母之行氣開結。能治之。金瘡成膿。以及未潰。是氣血蘊結所致。因貝母能調氣。氣行結解。則瘡可痊。痙之因風而成者。則氣逆不舒。束筋作痙。既爲氣不調暢所致。故貝母亦能治之。

附論貝母。時下用者。有二種。一產於川。一產於浙。川地沃野。其性頗收。浙地溼陰。其性頗降。故有浙貝清肺。川貝固肺之說。

蒼耳子。氣味甘溫。有小毒。主治風頭寒痛。風溼周痺。四肢拘攣痛。惡肉。死肌。膝痛。

註蒼耳子。氣味甘溫。有小毒。燥溼疎風。風客頭部。爲寒爲痛。用其疎燥。可解之。風溼阻滯氣血。而爲周痺。風溼流於四肢。而爲拘攣痛。因其治風治溼。故主之。甘溫化燥。走而不守。鼓盪氣血。故又治惡肉。死肌。膝痛。

附論風頭寒痛。有作風寒頭痛者。其理亦可取。

款冬花。氣味辛溫。無毒。主治欬逆上氣。善喘。喉痺。諸驚癇。寒熱邪氣。

註款冬花。氣味辛溫。無毒。散而降氣。凡風寒客肺。致欬逆上氣。善喘喉痺等症。其辛足以散邪。其溫降足以降逆。故皆治之。降逆則氣不上。故又治諸驚癇。寒熱邪氣。亦不過因其辛而治之。

附論款冬花治病。與半夏相似。半夏降而燥。款冬花降而散。故款冬花治在肺。半夏兼入脾胃。

紫苑氣味苦溫無毒。主治欬逆上氣。胸中寒熱結氣。去蠱毒。痿蹷。安五臟。

註紫苑氣味苦溫無毒。散而能降。入太陰。苦能降氣。溫能散結。苦而且溫。故又化溼。色紫。兼入血分。肺氣鬱結。氣道阻隔。則肺失淸肅而欬逆。濁氣上冲而上氣。氣既阻隔。則胸中氣結。樞轉不利而寒熱作。蠱毒由溼而蘊。痿蹷因氣不達。紫苑降逆散結。暢氣化溼。故皆主之。他疾一去。五臟自安。

附論安五臟。非紫苑能安五臟。因五臟不安。乃由於肺不宣或脾不運所致。紫苑入太陰。故主之。

知母氣味苦寒無毒。主治消渴。熱中。除邪氣。肢體浮腫。下水。補不足。益氣。

註知母氣味苦寒無毒。色白質潤。益肺理氣。降而不猛。潤而不滑。益肺生津。則消渴止。熱中退。肺氣調則邪氣除。肺氣暢則水道調。故治肢體浮腫。下水。補肺陰之不足。陰平陽固。故又益氣。

附論知母多以之治少陰。不知其能治少陰。由於肺氣暢。故耳所謂病在下而治於上也。

栝樓根。氣味苦寒無毒。主治消渴。身熱煩滿大熱。補虛安中。續絕傷。

註栝樓根。氣味苦寒無毒。多脂氣厚生津潤燥。治在太陰。故凡津少而患消渴陰虛而患身熱。或肺液脾津俱傷而煩滿大熱。皆治之。補虛者。補諸陰之虛。陰復則中宮安。絕傷續。

附論栝樓實。其皮暢氣。其仁潤燥。

瞿麥。氣味苦寒無毒。主治關格。諸癃結。小便不通。出刺。決癰腫。明目去翳。破胎墮子。下閉血。

註瞿麥氣味苦寒無毒。輕宣疏達。入厥陰。主疏泄。肝不疏泄。氣道阻滯。中宮不暢。則爲關格。膀胱之氣。因而不宣。則爲諸癃結。小便不通。因其入厥陰主疏泄。故皆治之。他如肝不疏泄。血聚爲刺。發於腠理。聚而不散。而爲癰腫。亦能出之決之。肝一疏泄。鬱火自清。則目明翳去。疏泄不已。胞門乃開。則胎下子墮。閉血乃行。

附論瞿麥多以之利水。是誤以為入膀胱。其實為治肝之品。

苦參。氣味苦寒無毒。主治心腹結氣。癥瘕積聚。黃疸。溺有餘瀝。逐水。除癰腫。補中明目止淚。

註苦參氣味苦寒無毒。濁厚能降能散。色黃白。入太陰。濕滯鬱為心腹結氣。久而為癥瘕積聚。因其入太陰。苦寒化濕。濁氣破結。故主之。濕蘊發黃而成疸。濕聚下焦。溺有餘瀝。因其燥降。亦治之。肺暢脾運。則水氣逐。癰腫除。中氣充。濕熱上蒸則目矇多淚。因其化濕。故又能明目止淚。

附論氣味濁厚。殺蟲有力。故濕瘡用其湯洗之。皆能生效。

靑蒿。氣味苦寒無毒。主治疥瘙痂癢惡瘡。殺蝨。治留熱在骨節間。明目。

註靑蒿。氣味苦寒無毒。入厥陰。散穢化濕。淸血分之濕毒。故濕毒鬱於血分。致生疥瘡瘙痂癢惡瘡。皆治之。因其散穢化濕。凡穢氣與汗液蘊而成蝨。亦能殺之。諸節屬於肝。苦寒入肝。故能治留熱深入骨節間。肝開竅於目。既入肝。故又明濕熱蘊蒸之目。

附論青蒿。因其化濕。皆以之兼治太陰。不知青蒿之化濕。乃化濕留厥陰之濕。

石葦氣味苦平無毒主治勞熱邪氣五癃閉不通利小便水道。

註石葦氣味苦平無毒。得水氣最厚。質輕。因其質輕味苦滑利三焦。三焦利。水道通。邪熱去。故治勞熱邪氣。五癃閉不通。利小便水道。

附論石葦。或以其得水氣最厚。而謂爲入腎。或以其質輕。而謂爲入膀胱。二說雖俱有至理。然主治勞熱邪氣。若不利三焦。則無此功效。

海藻氣味苦鹹寒無毒主治癭瘤結氣散頸下硬核痛癰腫癥瘕堅氣腹中上下雷鳴治十二經水腫。

註海藻氣味苦鹹寒無毒。秉寒水之氣最盛。能化諸堅。入厥陰。凡氣滯不散。久而結成癭瘤及頸下硬核。因其鹹輭化堅。皆能治之。癰腫癥瘕。由於氣血俱滯。氣滯則腹中上下不通。還而雷鳴。海藻能化堅。故能治之。十二經中若水致腫。則氣道不通。積久而堅。堅則攻之不易。必輭以化之。始能散除。海藻能入肝而疏泄其結。故治之。又海藻鹹而苦降。舉凡一切因熱而鬱。因鬱而結之症。皆能化之。

附論海藻之化堅不猛。用之宜多宜久。始能見效。蓋病至成堅。自非一日。不在臟腑。以致久留。故治之亦較緩。

水萍氣味辛寒無毒。主治暴熱身癢。下水氣。勝酒。長鬚髮。止消渴。

註水萍氣味辛寒無毒。質輕。背紫。能入氣分血分。散氣血中之邪熱。凡外感邪氣化熱。及濕病之腠理密固。不能汗出。以致身癢者。水萍寒能勝熱。辛能散邪。故治之。水蓄不行。由於氣滯。水萍之辛。能走氣分。則氣行水下。酒性熱。水萍性寒且辛。故能勝酒。鬚髮不長。由於血熱。水萍既兼入血分。清血分之濁熱。生血中之清氣。故鬚髮可長。熱邪在身。煎耗津液。則消渴。水萍能散邪清熱。故消渴止。

附論水萍浮於水中。上得陽。下得陰。故入氣血兩分。因其能浮於水中。故散力較大。有如麻黃之散力。性亦不弱。特一寒一溫耳。

萆薢氣味苦平無毒。主治腰脊痛。強骨節。風寒溼周痹。惡瘡不瘳。熱氣。

註萆薢。氣味苦平無毒。苦燥化溼。蔓生宣通。故治風溼之腰脊痛。強溼軟之骨節。至風寒溼周痺。得苦燥宣通之品。則溼解氣達。風寒自解。周痺自愈。又治惡瘡溼鬱不瘳之熱氣。

附論萆薢。燥溼宣通。水道自調。非利水品。

白茅根。氣味甘寒。無毒。主治勞傷虛羸。補中益氣。除瘀血。血閉寒熱利。

註白茅根。氣味甘寒無毒。益陰理肺。凡因陰虛之勞傷虛羸。主治之。補中之陰。陰平而氣益。陰生則瘀血通。血道開。陰不勝陽之寒熱。亦因其益陰而主之。又利陰虛之溺短。

附論白茅根。為養陰去熱之品。故熱迫失血。用之最宜。

狗脊。氣味苦平。無毒。主治腰背強。機關緩急。周痺寒溼膝痛。頗利老人。

註狗脊。氣味苦平無毒。蔓生通絡。苦平燥溼。故治風溼之腰背強。機關緩急。周痺寒溼下注之膝痛。又因其活絡。頗利老人。

附論狗脊。多因頗利老人一句。謂為補養。其實因活絡。可周轉血脈故耳。

淫羊藿。氣味辛寒。無毒。主治陰痿。絕傷。莖中痛。利小便。益氣力。強志。

註淫羊藿。氣味辛寒。無毒。寒則凝降。辛則助氣。故爲化太陽之氣之上品。凡因太陽氣弱。致陰痿。莖中痛。小便不利。皆主之。太陽氣化則絕傷續。氣力益。膀胱氣盛。其志必強。故能強志。

附論淫羊藿。雖經云強志。實非直入少陰之品。其能強志。乃因表強及裏耳。

紫葳。氣味酸微寒。無毒。主治婦人產乳餘疾。崩中癥瘕。血閉。寒熱。羸瘦。養胎。

註紫葳。氣味酸微寒。無毒。入厥陰血分。能解血中之氣。婦人產後。乳氣力通。乳屬肝。肝藏血。產後血失常。自易生疾。產後血恆虛。疎泄自不利。紫葳酸寒。能調肝中之虛熱。故主之。崩中癥瘕。血自閉。寒熱乃生。用紫葳之清熱疎肝。佐以破血藥。則諸疾可除。羸瘦由於血熱而枯。紫葳酸寒。能養之。胎動不安。半由血燥。紫葳能潤。故胎可養。

附論紫葳。蔓生。色紫。入肝。能通筋絡。用之疎肝。肢痛拘攣者尤效。

薤白。氣味辛苦溫滑。無毒。主治金瘡。瘡敗。

註薤白。氣味辛苦溫滑無毒。色白入肺。能散聚解凝。凡金瘡血肉破裂。氣不能達。積而作腫。及瘡之敗而不治者。用之可通陽活血。故主之。

附論薤白仲聖用治胸痺。著奇效。即可明其散結通陽矣。

龍膽。氣味苦濇大寒無毒。主治骨間寒熱。驚癇。邪氣。續絕傷。定五臟。殺蠱毒。

註龍膽。氣味苦濇大寒無毒。苦寒下降。濇而斂肝。凡肝熱蘊蒸。致骨間寒熱。或肝風內動而爲驚癇。皆主之。風熱除則邪氣去。濇斂則絕傷續。肝平則五臟定。又苦燥能殺蠱毒。

附論龍膽。苦濇而寒。除肝熱。斂肝火。故能清上焦之火。

黃芩。氣味苦寒無毒。主治諸熱。黃疸。腸澼洩痢。逐水。下血閉。惡瘡疽蝕。火瘍。

註黃芩。氣味苦寒無毒。主治諸熱。謂熱邪無論由何而生。致成黃疸腸澼洩痢。因其苦寒。下氣。燥濕。皆主治之。既下氣。則逐水下血閉。燥濕則治惡瘡疽蝕。其治火瘍者。亦因寒而燥故也。

附論黃芩色黃爲走陽明之品。故治黃疸腸澼洩痢。有謂其能降肺火。實因其苦寒下氣。

藁本。氣味辛溫無毒。主治婦人疝瘕。陰中寒腫痛。腹中急。除風頭痛。

註藁本。氣味辛溫無毒。通經散結。婦女因氣而成疝瘕。藁本以辛散之。陰中寒腫痛。藁本以溫溫之。邪風壅阻。經脈不暢。以致腹中急頭痛。因其辛溫通經。故能治之。

附論藁本辛溫而散。其治在表。故入太陽。得春氣最盛。又能出表達裏。故兼入厥陰。

百合。氣味甘平無毒。主治邪氣腹脹心痛。利大小便。補中益氣。

註百合氣味甘平無毒。入太陰。利氣道。肺氣利。脾氣運。則邪氣去而腹脹心痛痊。肺氣宣暢。則小便利。脾氣健運。則大便如常。因治在太陰。故能補中益氣。

附論百合色白多脂。平補不峻。治肺治脾。皆著功效。

乾薑。氣味辛溫無毒。主治胸滿欬逆上氣。溫中。止血。出汗。逐風溼痺。腸澼下痢。生者尤良。

註乾薑。氣味辛溫無毒。氣味俱厚。溫中辛散。中州寒蓄。濁氣上逆。致胸滿欬逆上氣。或脾陽不攝而失血。或爲腸澼下痢。因其溫中皆治之。其辛散之力。又足以出汗。逐風溼痺。

附論乾薑味醇溫中。生者味烈辛散。炮者味薄力緩。

赤小豆。氣味甘酸平無毒。主下水腫。排癰腫膿血。

註赤小豆。氣味甘酸平無毒。甘緩酸斂。故能和血調氣。理脾和肝。脾健肝泄。則水腫自下。氣血自運。故能排癰腫膿血。

附論赤小豆。性平色赤。偏入血分。故外治多用之。

大豆黃卷。氣味甘平無毒。主治溼痺筋攣膝痛不可屈伸。

註大豆黃卷。氣味甘平無毒。理脾化溼。溼痺筋攣膝痛不可屈伸。皆溼留不去所致。因其化溼。是以主之。

附論大豆色黑。滋腎補脾。水浸之芽。名曰大豆黃卷。氣味甘平。禀水而生。得氣純厚。補而不膩。化而不燥。治溼平補之特品。惟性太平。功用皆緩。是其缺耳。

白微。氣味苦鹹平無毒。主治暴中風。身熱。肢滿忽忽不知人。狂惑。邪氣寒熱。酸痛。溫瘧洗洗。發作有時。

註白微氣味苦鹹平無毒。稟春氣而生得少陽之氣最厚。苦降鹹輭。故能清熱降氣。暴中風。少陽內鬱。致身熱肢滿忽忽不知人。白微稟春氣。苦降少陽氣。因而得發。則鬱解風去。故主之。少陽火越。則狂惑。邪氣中於少陽。則寒熱酸痛。少陽得運。其疾自解。溫瘧洗洗。發作有時。乃邪內伏。隨少陽火化。遇衛氣而發。清少陽火。則瘧自可。

附論白微。多因其色白。以之治肺。不知白微得春氣最厚。色白而微黃。且苦鹹而不辛。故取其氣而不取其色。入少陽而不入太陰。

敗醬氣味苦平無毒。主治暴熱火瘡。赤氣疥瘙。疽痔。馬鞍熱氣。

註敗醬氣味苦平無毒。色青而赤。入厥陰血分。能除血中積熱。凡瘡癰疽疔疥瘙。及馬鞍熱氣。乃熱毒結聚所致。敗醬之苦降涼解。能使毒散瘀化。其熱自除。故皆治之。

附論敗醬。即春日所食之苦菜。用之宜多。始有效力。煎湯洗之尤效。

白鮮根皮。氣味苦寒無毒。主治頭風。黃疸。欬逆。淋瀝。女子陰中腫痛。

溼痺。死肌。不可屈伸起止行步。

註白鮮根皮氣味苦寒無毒。色白。入太陰肺經。苦燥溼。寒除熱。頭風爲肝熱上炎。黃疸乃溼邪所釀。白鮮根皮苦寒。故能降熱以除頭風。燥溼以除黃疸。欬逆爲肺氣不降。淋瀝乃氣不化水。白鮮根皮苦寒降熱。故欬逆可止。淋瀝可通。女子陰中腫痛。及溼痺死肌。不可屈伸起止行步。皆由溼蘊而成。白鮮根皮苦寒除溼。故皆能治之。

附論白鮮根皮性苦寒下降。能淸氣分中之蓄溼。但無散性。用時宜佐風藥。功效乃大。

蓼實。氣味辛溫無毒。主治明目。溫中。耐風寒。下水氣。面浮腫。癰瘍。

註蓼實氣味辛溫無毒。色黑入腎。能溫中益氣以耐風寒。腎藏五臟之精華。精華上充。則目始明。蓼實辛溫入腎。生腎陽以注目。故主之。水氣面浮腫。由於腎寒水蓄。水不能行。由於膀胱不化氣。乃腫。蓼實既能溫腎。腎氣足則水化。癰瘍之毒。由於血鬱。血鬱由於氣不行。蓼實味辛。故能壯腎氣以化諸瘀。

附論蓼實生於水濱。秉火氣最盛。其花紅。其子黑。是水得火化。故性溫。

麋銜。氣味苦平無毒。主治風溼痺。歷節痛。驚癇。吐舌。悸氣。賊風。鼠瘻

癰腫。

註麋銜。不過麋鹿所食之草耳。無眞者。世少用之。

土瓜根。氣味苦寒。無毒。主治消渴。內痺瘀血月閉。寒熱酸痛。益氣。愈聾。

註土瓜根。氣味苦寒無毒。多脂。苦降寒能制熱。消渴爲熱盛之疾。土瓜根能降熱。熱降則渴止。內痺瘀血月閉。則血瘀。故寒熱酸痛。皆爲血中伏熱聚而所成。土瓜根苦能下降。則瘀可行。寒能勝熱。則痛可止。益氣愈聾者。以其能化溼除熱。清氣得升也。

附論土瓜根即王瓜根。

厚朴。氣味苦溫。無毒。主治中風傷寒。頭痛寒熱驚悸。氣血痺。死肌。去三蟲。

註厚朴。氣味苦溫無毒。質重下降。色赤入血。能燥溼溫中。凡中風傷寒。氣結不宣。發爲頭痛寒熱者。厚朴之苦溫。能解結化寒。故主之。驚悸爲溼侵血分所致。血痺死肌。皆爲氣結。厚朴苦溫下氣。故皆治之。三蟲之生。爲溼風寒所化。厚朴性溫而燥。故能去之。

附論厚朴氣純味厚。重下最烈。故用之不可過多。

黃蘗。氣味苦寒無毒。主治五臟腸胃中結熱。黃疸。腸痔。止洩痢。女子漏下赤白。陰傷蝕瘡。

註黃蘗氣味苦寒無毒。色黃中黑。入足太少二陰。五臟腸胃結熱。皆能除之。蓋腸胃爲中土。脾爲萬物所歸。喜燥惡溼。溼盛則蘊蒸。發爲黃疸。腸有熱結。則發痔洩痢。爲溼熱停留。積久不化所成。女子漏下赤白。爲溼熱滯於胞室所致。甚至生蝕生瘡。無不爲溼熱所化。黃蘗能治之者。因腸胃結熱。發爲黃疸。由於溼邪在脾。痔漏痢帶。由於熱結在腎。黃蘗色黃入脾。黑入腎。苦降化溼。寒降化熱。溼熱俱除。脾腎自清。諸病自愈。

附論黃蘗苦寒下降。能由脾入腎。腎得之堅。火氣自平。故世人皆用以堅腎。不知堅腎者。以其能平火益水。至其入脾。則知之者少。其實脾氣舒。則運化利。溼自不能留也。

梔子。氣味苦寒無毒。主治五內邪氣。胃中熱氣。面赤。酒皰皶鼻。白癩赤癩。瘡瘍。

註梔子氣味苦寒無毒。色白而赤。入手太少二陰經。能清血中之熱。降氣中之結。凡五內邪氣積。於胃中熱鬱不解。必致久聚。發爲面赤酒皰皶鼻白癩赤癩瘡瘍等症。皆爲肺氣上逆。胃熱上乘所致。梔子苦寒下降。兼入氣血。使氣血俱能流通不滯。則積熱自除。故主治之。

附論世人以梔子入三焦。除伏熱。且多以清肺。又有生炒之分。

杏仁氣味甘苦溫。有小毒。主治欬逆上氣。雷鳴。喉痺。下氣。產乳。金瘡。寒心奔豚。

註杏仁氣味甘苦溫。有小毒。多脂液。色白。入太陰肺經。因其苦而有脂。降力頗大。肺氣本應降。有邪則發欬。欬則氣上逆。杏仁入肺。降肺絡中所蓄之邪氣。邪氣降。則欬止氣平。雷鳴在腸。腸與肺爲表裏。肺氣不降。則腸中自鳴。杏仁入肺。故能治之。喉痺爲肺氣不宣。能通肺氣。則痺自開。產乳金瘡。皆由氣滯。肺爲氣宗。肺氣通、則無氣不利。乳自能行。瘡自能愈。寒心奔豚。爲水邪上泛。宗氣不利。鎮攝不足所致。氣降則下鎮水邪。溫以化之。奔豚乃去。故杏仁皆主治之。

附論杏仁。爲利氣之品。具有油液。宜於燥。不宜於溼。

桃仁。氣味苦甘平無毒。主治瘀血。血閉。癥瘕。邪氣。殺小蟲。

註桃仁氣味苦甘平無毒。色白。入手太陰肺經。其性走而不守。兼入厥陰肝經。其疏肝之力。大於降肺。肝爲血行之樞紐。肝利則血利。肝鬱則血瘀。肝之不鬱。在於氣利。桃仁既入肺。又疏肝。且多脂潤。血肝得舒暢。血行無阻。則瘀化閉通。癥瘕自無。邪氣亦除矣。其殺蟲。亦在利氣。

附論桃仁。皆用以破血。其實破氣耳。即所謂氣率血行之義。

桃膠。氣味苦平無毒。鍊服。保中不飢。忍風寒。

註桃膠世少用者。可毋論。

烏梅。氣味酸溫平濇無毒。主治下氣。除熱煩滿。安心。止肢體痛。偏枯不仁。死肌。去青黑痣。蝕惡肉。

註烏梅氣味極酸。濇溫無毒。入肝。能益肝陰。并升肝陽。陽氣下陷。木之疏泄太過。烏梅酸濇。能平肝氣。治肝即所以治氣陷。烏梅既酸濇。其酸收之力。能引津上行。如榨酒然。故津液上布。則煩熱等疾得除。木剋脾土。則肢體痛。烏梅和肝。肝和土健。則痛止。肝血少則偏枯。烏梅味酸。可益肝血。血足則枯愈。至其去青黑痣。蝕惡肉。亦皆酸收之力也。

附論梅子用簷蒸之。安突煙處薰之。成爲烏梅。溫性由來可知矣。或疑熱病向來忌食酸。烏梅味酸。何以反除熱。不知暑熱汗出。津液外泄。烏梅可用。表邪未解。汗不得出。則不可用。

枳實。氣味苦寒。無毒。主治大風在皮膚中。如麻豆苦癢。除寒熱結。止痢。長肌肉。利五臟。益氣輕身。

註枳實氣味苦寒。無毒。氣辛香。入太陰。能除周身之氣。故亦可入三焦。辛香散苦燥溼。寒清熱。統觀諸症。無非溼熱所結。至於除寒熱結。是其有除氣之功。總之氣血調和。百病不生。氣血違和。諸患畢至。氣隨血行。血隨氣至耳。

附論世以枳實名爲鵝眼。象形也。小者爲枳實。其氣速。大者爲枳殼。其氣緩。

枳殼。氣味苦酸微寒。無毒。主治風癢麻痺。通利關節。勞氣欬嗽。背膊悶倦。散留結胸膈痰滯。逐水。消脹滿。大腸風。安胃。止風痛。

註枳殼。氣味酸苦微寒而辛。無毒。入手足太陰。風癢麻痺。乃風溼相搏。氣滯不暢也。關節不利。亦是此理。枳殼利氣。辛散苦燥。故風溼去。氣機通。關節利。痺可除。人勞力則氣上逆。氣逆則欬嗽。枳殼利氣。氣利則欬嗽止。世人多以肺部屬胸。不知肺俞正在背膊。肺氣滯則背膊倦悶。枳殼入肺調氣。氣調則背膊愈。痰水因氣而行。氣滯則水結痰凝脹滿。諸疾畢至。枳殼調氣。氣行則水道得通。痰結可去。胃不和。亦因溼氣所滯。氣通溼祛。則胃得和。大腸風。乃風邪客於肺。由表而入裏。通因通用也。全段皆重在氣。風痛亦同。

附論枳實枳殼。他書云採於九十月。若然則盡成枳殼矣。蓋採時須在七八月。方是枳實。

山茱萸氣味酸平無毒。主治心下邪氣寒熱。溫中。逐寒熱痺。去三蟲。

註山茱萸氣味酸平無毒。味酸入厥陰肝。能斂肝。心下邪氣寒熱。乃邪入心下作寒作熱。正是心氣不足。山茱萸酸斂補肝。肝旺子盛。則足以祛邪。火盛上溫。故又可溫中。藥之平性者。可寒可熱。寒熱痺乃肝虛不能運轉筋肉也。山茱萸補肝。故痺可治。烏梅可殺蟲。萸亦酸。故同焉。

吳茱萸。氣味辛溫。有小毒。主治溫中。下氣。止痛。除溼血痺。逐風邪。開腠理。欬逆寒熱。

註。吳茱萸。氣味辛溫。因極辛。有小熱毒。食多令人氣脫。能入肝脾肺三經。中焦受寒。辛溫可溫。肝因氣鬱。辛散可下。痛則不通。辛散溫化。故寒溼之痛可去。溼痺血痺亦可通。風邪鬱遏。以萸溫中。運其正氣。托出外邪。欬逆寒熱。皆肺受寒所致。萸味辛溫。可散邪散寒。故能除欬逆。止寒熱。

附論山萸味極酸。吳萸味極辛。不可同日而語。不知者嘗以山萸爲吳萸。吳萸爲山萸。其禍匪淺。

豬苓。氣味甘平。無毒。主治痎瘧。解毒。蠱疰。不祥。利水道。

註。豬苓。氣味甘平。無毒。甘淡入脾。色白入肺。稟水氣所生。又入膀胱。故能利水道。水道利。則暑溼久蘊之痎瘧可去。痎者瘧之總名也。蠱疰爲溼熱鬱結之氣所成。豬苓去溼。溼去則蠱疰可痊。毒者溼毒也。不祥者如陰霾之氣。是豬苓去溼。溼去陽旺。則不祥可避。蓋豬苓稟楓樹之餘靈。受天地之變化所成。其能拔不祥。良有以也。

附論山嵐瘴氣。皆爲溼蒸之氣。豬苓並可治之。是其利溼之功。且此氣亦可爲不祥。因人受溼邪。則其面目中顯出一種可憎之氣。以此可稱爲不祥。又豬苓治溼。與澤瀉茯苓不同。澤瀉太利。未免傷陰。豬苓禀溼所化。利水而不傷陰。故仲聖之豬苓湯。用以爲君。猶恐其太利。佐以阿膠。雖利水而陰不傷。與桂枝用芍藥。雖解肌發汗而不傷陰。同一理也。

蕪荑。氣味辛平無毒。主治五內邪氣。散皮膚骨節中淫淫溫行毒。去三蟲。化食。

註蕪荑。氣味辛平無毒。辛散而燥。入手足太陰。兼入厥陰肝。肺主治節。統乎五臟。五內受邪。辛散可祛。皮膚肺之所屬。風溼客於皮膚。淫淫溫行。入裏則骨節中淫淫溫行。淫淫者溼貌也。溫行者風行狀也。蓋溼爲陰邪。風爲陽邪。蕪荑辛平可陰可陽。辛散而燥。則風去溼逐。其症可散。蟲風木所化。蕪荑味辛金能尅木。故去三蟲。脾惡溼。溼蘊則土不運。辛燥去溼。溼去則土健。故食可化。

附論蕪荑。氣臭而燥。世人多以之治小兒食積。并爲殺蟲之劑。不知初病。原可用之。若久病。恐傷胃陰。至於治風。知之者甚鮮。

皂莢。氣味辛鹹溫。有小毒。主治風痺。死肌。邪氣。頭風。淚出。利九竅。殺精物。

註。皂莢。氣味辛鹹溫。辛則可散。鹹能輭堅。爲斬關奪隘之將。因味極辛。性又烈。且善行善開。故有小毒。風善行而數變。風邪薄於週身。其痛流行無定處。故風氣勝者爲行痺。行痺。即風痺也。氣喜宣通。流行於肌腠之間。爲風邪所薄。則氣壅閉不通而爲死肌。皂莢辛散鹹輭溫行。故主治之。辛既散。則一切外來邪氣。皆可散之。故頭受風邪而痛。目受風邪而淚出。九竅因感邪氣閉而不通利。因其辛散鹹輭之力。皆主治之。至於精物。乃陰靈之邪氣所成。皂莢辛散。故可殺之。

附論。皂莢竄走不定。洗滌痰腐。內科用之甚少。仲師有皂莢丸治痰濁。足見其化痰之力矣。

皂角刺。一名天丁。氣味辛溫無毒。米醋熬嫩刺作煎。塗瘡癬有奇效。治癰腫。妬乳。風癘惡瘡。胎衣不下。殺蟲。小兒重舌。小便淋閉。腸風痢

血。癰疽不潰。瘡膿無頭。去風化痰。敗毒攻毒。定小兒驚風。發搐。攻痘瘡起發化毒成漿。

詳皂角刺。氣味辛溫無毒。凡風癘惡瘡。未有氣血和暢者。癰疽亦因氣血凝滯。妬乳是氣滯也。乳不得行。胎衣不下。是氣血滯也。小便淋閉。腸風痢血。是大小便不利。邪所滯也。不論其是風是痰是熱。是虛是實。皂刺辛竄溫化力猛。開其所閉。逐其所滯。或不通而通之。或不利而利之。或將潰而舉之。或不行而行之。其症多端。不外乎此

附論皂刺。爲後人所加。其症繁衍。皂莢子治同。惟性情滑利。通九竅。治五臟風熱壅。爲最要之句。其他諸症。與皂刺皂莢肥皂莢等耳。

秦皮。氣味苦微寒無毒。主治風寒溼痺。洗洗寒氣。除熱。目中青翳白膜。

詳秦皮。秦樹之皮也。氣味苦微寒無毒。入肝肺膀胱。風寒溼三氣滯而成痺。陽鬱不宣。秦皮苦可燥溼。皮主宣通。故治之。溼去。其餘二邪不治可行。若溼蘊於皮膚。陽氣不得暢。洗洗寒氣。秦皮去溼。溼去陽氣暢。則洗洗寒氣可除。除熱者。是苦寒正治也。青翳白

膜。是溼熱上蒸所致。溼熱去。其症可除。

篁竹葉。氣味苦寒無毒。主治欬逆上氣。溢筋急。消惡瘍。殺小蟲。

註篁竹葉。氣味苦寒無毒。冬夏長青。入肝。葉輕清。入肺。苦寒清熱。能殺小蟲。小蟲。肝臟所化。兼溼熱所成。竹葉苦寒燥溼。清肝臟溼熱。故小蟲可去。欬逆本木火刑金。肺居至高。被火所爍。故欬。竹葉色青。味苦性寒。故清肝去火。且苦寒是陰。可以下降。用其治之。是正治也。瘍乃陽性瘡之總名。惡瘍爲毒熱所結。苦寒清化。故瘍消。筋溢出於皮膚曰溢筋。因熱爍而溢。而急。苦寒清熱。故溢落急止。

竹瀝。氣味甘大寒無毒。主治暴中風。風痺。胸中大熱。止煩悶。消渴。勞復。

註竹瀝。爲竹被火炙之而成。氣味甘寒無毒。入腎心。其能治風者。因風爲陽邪。暴得者。乃火性速。風善變化耳。竹瀝甘寒。可去火。火去風息。痺者風熱痺也。爲熱極生風之理。竹瀝去熱。故治之。胸居五臟六腑至高地位。水不足則火盛。火性炎上。故胸間熱。竹瀝去熱。故治之。竹瀝兼有油液體質。故又能育陰。消渴煩悶。俱可治也。其治勞復者。即竹葉石膏湯。以竹葉爲君。治傷寒後勞復之意也。但竹瀝爲汁液。清熱中有育陰在焉。比竹葉尤佳。

附論世人多以竹瀝化痰。不知痰因火燥。爲燥痰。可用以潤之。如用生地麻仁下便然。若溼痰是助之也。

竹茹。氣味甘微寒無毒。主治嘔啘。溫氣寒熱。吐血崩中。

註竹茹。竹內皮也。氣味甘寒無毒。古有竹皮湯。入手足太陰。兼入肝。凡有聲而吐無形者爲啘。有物有聲者爲嘔。或嘔或啘。皆因火逆所致。竹茹甘寒去熱。熱去。嘔啘可止。溫氣寒熱。此溫氣非六氣之溫。乃根上句而來言溫溫欲吐。乃寒熱氣上下也。氣是肺氣不降。肝氣上逆。腎氣泛濫。有如奔豚然。非若奔豚之甚。婦女多有是症。竹茹甘寒可清肝調肺。肝火平。肺氣調。而水火濟。前症可去。陽絡傷則血外溢。陰絡傷則血內溢。其所以傷者。火熱也。甘寒去熱。是治本也。

附論竹茹。多以治吐。其外青者。可清肝逆。內黃者可止胃熱嘔啘。

石膏。氣味辛寒無毒。主治中風寒熱。心下逆氣驚喘。口乾舌焦。不能

息。腹中堅痛。除邪鬼。產乳。金瘡。

註石膏氣味辛寒無毒。色白入肺與陽明。風爲陽邪。與氣血合則熱。陽氣被風所束。不得暢伸則寒。經云風淫於內治以辛涼。石膏辛可去風。寒能淸風化之熱。故中風寒熱可治。陽明有熱。熱蒸於肺。肺不下降則心下氣逆。且喘驚者。是驟然而得。其來也速。火熱症也。石膏辛能平木。寒可去熱。又體重可鎭。故喘逆驚可去。口乾舌焦。是陽明熱爍之也。口舌俱焦。乾其腸胃熱結可知。裏若不實安得有此。裏實氣不下降。其息必促。大喘不止。石膏辛寒重鎭。下氣去熱。其症可治。腹堅痛者。是陽明燥結所致。石膏多脂爲石中特出者。況辛可潤燥。且是本氣。以之治此良有以也。邪鬼是陽明症如見鬼神。乳房屬於陽明。陽明有熱。煎灼胃液。液不能化乳。則產乳不通。先用石膏淸陽明之熱。熱去則液活。故可以化乳。石膏如人之肌肉。肺主皮膚。故又可治金瘡。

附論石膏爲石體質堅重。味薄不似他藥出味。故可多用。甚至四兩半斤。皆可酌用。用當通神。否則反掌殺人。彼膽小者不敢用。膽大者又妄用。自用皆非也。故有虛陽外越。如陽明實症者。不可用。用之必死。不可用者。雖少用亦必爲害。脈不實者勿用。利者勿用。然有熱結而利者。熱盛脈反陰者。又當獨具隻眼用而不疑。總之。不但石膏如是。他藥亦不可妄用。愼之愼之。後人謂石膏性凝而寒。有定血之弊。且引點豆腐爲證。實不知藥性之論也。點豆腐。取其氣芳質重。有分淸降濁之功。何嘗以其性凝也。世人又多用熟者。不知熟者已成石灰。用水泥之少時便乾。是其燥澀之功甚大。用以去熱。不曾以附子硫磺。治時行瘟疫也。

慈石。氣味辛寒無毒。主治周痺風溼。肢節中痛。不可持物。洗洗酸消。除大熱煩滿及耳聾。

註慈石。氣味辛寒無毒。質重色赭。若肝之色。其性雖重鎭。而有收納之力。爲鐵之母。故有吸鐵之號。入肝腎。兼入肺。周痺者。風寒溼成痺。而周行於身。風溼者。風氣兼溼邪也。風溼亦可成痺。此周痺。是風溼痺也。風爲陽邪。能化熱。溼性濡滯。濡滯則不通。風溼之行。於是流走無定。或肢節酸痛。或手不持物。或洗洗酸消。皆風溼作祟。慈石辛可散風。爲金質。金能尅木。木是風。木症可鎭納之。故以上諸症。悉可治也。大熱煩滿。乃肝腎火上逆。致胸中煩滿大熱。慈石寒重去熱。鎭納肝腎之火。火納。煩滿大熱除。腎心少陽。俱能至耳。耳聾多此三經症。慈石寒重。可入三經故可治也。

附論慈石。世有慈硃丸。治肝鬱熱。目內障甚效。不可不知。指南車以定四方。實因大地有此原質。所指之南。非天地之正南也。

石硫黃氣味酸溫有毒。主治婦人陰蝕。疽痔惡血。堅筋骨。除頭禿。能化金銀銅鐵奇物。

註石硫黃氣味酸溫有毒。婦人陰蝕者。是溼熱生蟲而致於陰蝕。石硫黃氣味酸溫。爲火之精。殺蟲燥溼。頗有奇效。故能治之。疽爲陰疽。痔是寒凝氣血。痔爲陰痔。石硫黃酸溫。可溫化之。禿頭者。風邪溼氣陽衰。皆可致之。石硫黃能補火之母而入肝。入肝即可入腎。故又補命門眞火。骨筋并弱。是肝腎不足也。石硫黃溫腎强肝。故治筋骨頭禿之症。凡金之屬。未有不畏火者。此火尅金之理也。故能化金銀銅鐵奇物。

附論石硫黃味至酸也。酸爲木。木生火。火尅金。是硫黃已具其功。而外科多用之。內科用時甚少。因力猛也。而陰寒直中三陰。危在頃刻。非此不能回陽於無何有之鄉。但初學愼用。不然。反掌殺人。可用外治灸法。

陽起石。氣味鹹微溫無毒。主治崩中漏下。破子臟中血。癥瘕結氣寒熱。腹痛。無子。陰痿不起。補不足。

註陽起石。氣味鹹微溫無毒。生於泰山之陽。雪後見之其處常乾。足見其秉陽氣最多。其性又升。曬於日中能自起。是其升性尤大。崩中漏下。是陽氣不攝血液不固。陽起石性溫且升。能提陽氣。氣升血可不漏。崩潰能止。子臟中血瘀者。是陽氣不能運行之也。陽起石能升陽。陽升則陰降。且溫化鹹軟。故能破也。但治虛者非實結症也。氣行血行。氣滯血滯。血氣滯寒熱生。陽起石能溫陽氣。陽氣溫暢則血氣流通。故癥瘕結氣可除。寒熱可去。腹痛亦止。無子可育。陰痿能振。總之補陽氣之不足也。

附論陽起石色白秉陽氣所生。入太陰肺。味鹹入腎。其功專能補氣。而升提過甚。有揠苗助長之虞。不可不知。

雄黃。氣味苦平寒有毒。主治寒熱。鼠瘻惡瘡。疽痔死肌。殺精物惡鬼邪氣。百蟲毒。勝五兵。

註雄黃。氣味苦而平寒。兼辛。色朱黃。入心脾。諸痛癢瘡。皆屬於火。火即心。雄黃色赤入心。故可治瘡疽。色黃又入脾。故可化毒。因萬物歸土則化故耳。寒熱鼠瘻。或因寒凝氣血。或因熱爍氣血結於項下。致成鼠瘻。雄黃平可寒可熱。且其性寒。而其氣烈。一物具陰陽二氣。故能治因寒熱所成之鼠瘻。惡瘡是陽毒也。疽痔是陰毒也。雄黃氣雄而散。寒可消熱之毒。故能治之。死肌氣血滯也。雄黃入脾散氣。入心活血。氣血調和。死肌治矣。精物惡鬼邪氣百蟲毒大都陰氣所結。雄黃氣雄可散。故有避邪之稱。勝五兵。是火尅金之理也。此云勝。比之硫黃之力稍遜耳。

附論雄黃生於陽處。雌黃生於陰處。原非二物。因其所處之地不同。其性稍異。而所治則略同。如翁氏化毒散用之內服。但不可多。多則傷人。不可不知。入湯劑。其臭難堪食之生嘔。雌黃世罕用者。所治與雄黃等。但雌黃為陰盛之品。亦不可內服。

水銀。氣味辛寒有毒。主治疹瘻痂瘍白禿。殺皮膚中蝨。墮胎。除熱。伏金銀銅錫毒。鎔化還復為丹。

註水銀氣味辛寒有毒。辛則可散。寒能清熱。惟其性重墮滑利。不可內服。服之殺人。疹者。有風疹。有溫疹。有寒疹。有溼疹。古人多不知。楊梅瘡亦稱曰疹。此疹即癩風疹也。廣東多有之。近來北省亦不少矣。疹瘻之症。浸淫不已。久而生蟲。他瘡結痂。內有黃水。永不收口。皆因溼熱在皮膚生蟲故耳。水銀辛散去溼毒。可毒蟲。寒可淸熱。故能治之。禿瘡亦不外此理。蝨爲蟲類。生於人之皮膚。爲汗垢所成。即溼熱所化。以水銀外敷毒之。蝨可斃也。胎乃生生之氣。水銀之重墮之。未有不墮者。往往大人受其毒。雙雙斃命。常事也。況兒死腹中。已無生氣。下之多艱難。因之大人亦死者。亦有之。總之勿用爲是。除熱。是除毒熱也。伏金銀銅錫毒。因水銀原稟寒毒流走。可副諸物。如油可融蠟。酒化松香。非水銀能伏之。是猶以水而泥土也。

附論水銀。爲外科不可少之藥。升之可成汞。即紅升白降。能蝕皮膚惡肉。生肌去腐。殺蟲。如楊梅惡瘡。不可少之。內服損齒傷臟。慎用可也。秦始皇漢武帝唐明皇梁武帝皆英武睿聖之君。而信丹客。一丸硃砂。鍊而成汞、美其名曰丹鑪點石成金。誤食而死者。美其名曰尸解。可勝慨哉。

鐵落。氣味辛平。無毒。主治風熱。惡瘡瘍疽瘡痂疥氣在皮膚中。

註鐵落。氣味辛平無毒。爲鐵之外層削下者。一名鐵衣。入手太陰肺。質重。色黑。入腎肝。

因爲金屬。故能尅木。風熱氣在皮膚。是肺氣不暢。於是惡瘡瘍疽瘡痂疥生焉。鐵落重鎭止痛。辛散風熱。氣平可陰可陽。風熱去。諸症愈。

附論鐵落世少用。於外科內科用之鎭肝。或鎭痛。皆有特效。產後血虛。肝陽獨盛。用鐵落燒紅。陳醋焠之。可能止抽痛。但外感表邪未去。而作痰痓者。不可與也。

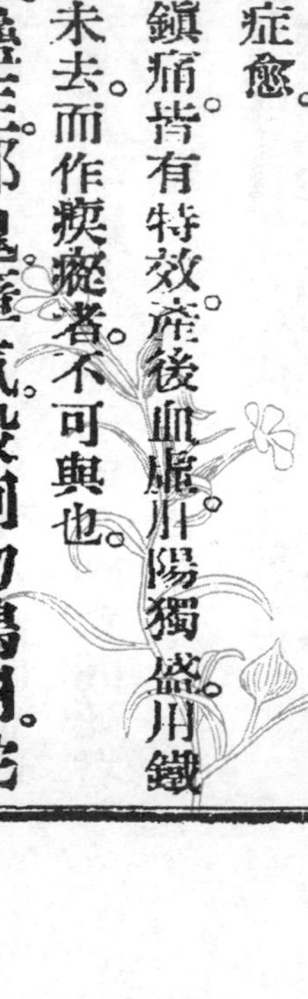

犀角氣味苦酸鹹寒無毒。主治百毒蠱疰。邪鬼瘴氣。殺鉤吻鴆羽。蛇毒。除邪。不迷惑魘寐。

註犀水畜也。角生於準上。聚全身之氣而成。有分水之力。燭妖之功。其色黑。有花紋。烏著最貴。氣味苦酸鹹寒無毒。苦入心。酸入肝。鹹入腎。寒清熱。所以治多種熱毒。蠱疰爲淫熱所化生。角能分水。寒能清熱。故治之。鬼邪入於人身。不能惑人。入在臟中。方能致症。犀角稟靈氣所成。故能治之。瘴氣無非熱鬱淫蒸。鉤吻鴆羽草烏之至毒者。犀角清熱分水。故毒氣可捐。蛇毒可去。邪入於肝心腎。則魂智神迷惑。未有不魘寐者。犀角清熱分水。則邪可除。邪除則不迷惑。不迷惑則無魘寐。

附論犀角。苦酸鹹寒。可消毒。去大熱。故濕熱症常用之。能起死回生。其功甚大。惟世少眞者。烏犀角爲牡角。有一種形如烏角。而色差形小。爲牝角。力稍遜。其他假僞甚多。用假者。不如勿用。

羚羊角氣味鹹寒無毒。主明目益氣起陰。去惡血注下。辟蠱毒惡鬼不祥。常不魘寐。

註羚羊角。色青者良。有節二十四。氣味鹹寒無毒。鹹爲水味。寒爲水氣。味氣皆水。性寒無疑。角爲心。心爲火。故角可入心。寒水氣味。故可入腎。色青。故可入肝。且片白而有節。故又可入肺。其主明目者。目得水能鑑。水鑑目明。是治肝熱之法。仍有火光燭物。另是一法。與此不同。起陰益氣。是益陰之氣也。惡血注下。是火所迫。內經云暴注下迫。皆屬於熱。故清其熱。血可止也。蠱毒惡鬼不祥。皆厲惡不正之氣。中人多迷惑魘寐。羚羊角至靈。秉天二十四氣。又鹹寒入腎。滋陰上升。入肝入心。肝藏魂。心藏神。腎藏志。志定神清。魂安。又何有鬼邪魘寐不祥耶。

附論羚羊角。氣味寒。世人多以之治小兒驚癎。蓋因其有清熱起陰之力。但小兒脾虛作拙。不可與也。與之必死。不可不愼。

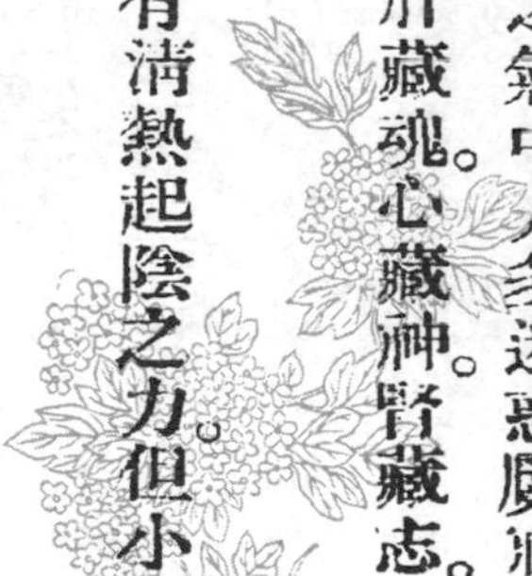

羖羊角。氣味鹹溫無毒。主治青盲。明目。止驚悸。寒洩。

註羖羊角。即山羊角。氣味鹹溫無毒。禀火氣所生。故治腎陽不足而致青盲。人之驚悸。大凡分爲二種。一由乎外。如突然而驚。是火熱症也。此由於心氣不足。夫虛寒多驚悸因人氣血足則不驚。使有外來之驚。氣血亦不爲其所亂。氣血不足則易驚易恐。其無故尙自下陷。何況再遇外驚。又如人寒則多恐。熱則不恐。光明爲陽。人於日中則不恐。入於子夜。則覺恐。子夜黑陰也。如是知陽虛驚悸。是此理也。羖羊角性鹹溫。可溫腎陽。腎陽足。是其先天有餘。先天溫。何虛寒之有。寒洩是陽陷也。治寒以溫。是正治法。且腎主二便。腎陽足。寒洩除。

附論羖羊角世少用者。藥肆嘗無。其角燒灰可治瘡疥。鹹可殺蟲。溫能去寒溼。故耳。但火熱癰腫。不可用。

猬皮。氣味苦平無毒。主治五痔陰蝕。下血赤白五色血汁不止。陰腫痛引腰背。

註猬皮。氣味苦平無毒。爲金水之化。色蒼白有刺。且用其皮。入肺金。金能尅木。又可治肝。肝藏血者也。肝鬱失常。則血汁不止。兼溼則赤白帶下。溼挾肝鬱上下。則爲五痔。陰蝕。猬皮苦能燥。既苦燥溼氣可去。苦泄肝鬱。鬱解肝復其常。血可止。而帶可痊。至於五色血。是金不節。肝不藏。腎不固。脾不統。五臟皆病。故耳。猬皮治金。金復其常。則百脈皆和。肝鬱則腎亦傷。加溼作腫。牽引背腎。猬皮苦燥去溼。和肝。故可治也。

附論。猬皮世人多用之治痔。或服或洗。皆有奇效。本經言苦平。其實苦而濇。故可止血也。況其有刺。是皮又能治陰蝕陰汗。是其苦燥之力。消腫是其形如包刺。有決壅之功。不可不知。

鼈甲氣味鹹平無毒。主治心腹癥瘕堅積。寒熱。去痞疾息肉。陰蝕。痔核惡肉。

註。鼈甲氣味鹹平無毒。色青入肝。味鹹入腎。甲類入肺。主治心腹癥瘕堅積。癥者有質而成形。瘕者假物而致症。總之皆氣滯血凝故耳。鼈甲鹹能軟堅。且甲類潛動。可活氣血。氣血流通。則心腹癥瘕堅積諸疾可除。寒熱者。氣血滯。陰陽不得流通。故作寒熱。氣血流通。則寒熱消。痞積堅硬不化而成。鼈甲軟堅。痔可治也。息肉痔核惡肉能治者。皆其轉堅之力。陰蝕是溼熱所成。鼈甲水族。能制水。溼熱去。陰蝕愈。

附論鼈甲世以治瘧母。用其轉堅。且可去寒熱。是瘧母之專藥也。

蟹。氣味鹹寒有小毒。主治胸中邪氣。熱結痛。喎僻面腫。能敗漆。

註蟹。氣味鹹寒有小毒。因其甲類可入肺。橫行多足可攻堅。善走邪氣客於肺部。或熱結而痛。蟹鹹寒清熱化結。結熱去而痛消。陽明之脈。挾口環唇。又陽明榮於面。陽明亦金也。陽明熱結則喎僻面腫。蟹鹹寒清陽明之熱。轉其堅則喎僻面腫可愈。

附論蟹爪同此。但能攻堅有逐血之功。其治漆瘡。亦消熱毒之理也。蟹殼燒存性。調塗凍瘡及蜂蠆傷者。亦去熱毒之理也。但久凍成瘡。瘡化熱癢痛者。乃可敷之。

蚱蟬。氣味鹹甘寒無毒。主治小兒驚癇夜啼。癲病寒熱。

註蚱蟬。氣味鹹甘寒無毒。小兒因肝膽有熱而致驚癇。蚱蟬。秉秋金氣所化。金能尅木。其味鹹寒而甘。可清肝熱。肝熱清則驚癇去。熱入於陰。小兒夜啼。蚱蟬入夜無聲。取其物理相近。其實鹹寒清陰分之熱。熱去兒不燥煩。何啼之有。故可治小兒驚癇夜啼。癲病。寒熱癲。非重陽則狂。重陰爲癲之癲。乃俗說顚顚倒倒之病。是陰分有寒熱而成。蚱蟬亦可治之。

附論蚱蟬。味雖鹹寒。有升發性。不可不知。多用咽塞。

蟬蛻。氣味鹹甘寒無毒。主治小兒驚癇。婦人生子不下。去三蟲。燒灰水服治久痢。

註蟬蛻。氣味鹹甘寒無毒。其質輕。秉秋金之氣所化。有金尅木之象。又可清熱散風。小兒驚癇。多風熱之症。或熱極肝風內動。致成驚癇。小兒入夜啼哭。是熱在陰分。蟬蛻能去熱祛風。風熱去。諸症除。婦人生子不下。取其通脫之義。是物類相感之理。三蟲皆以溼熱不化。蟬蛻可治者。是金尅木之理也。且鹹亦能殺蟲。至燒灰能治久痢。是其升提之功。

附論蟬蛻。升發力甚大。性雖寒。其性不敵其升。溫病主方多用之。每有面腫咽痛之患。用者須注意焉。其質極輕。一錢分量則成一巨包。不可多用。

白殭蠶。氣味鹹辛平無毒。主治小兒驚癇。夜啼。去三蟲。滅黑䵟。令人面色好。男子陰癢病。

註白殭蠶。氣味鹹辛平無毒。色白味辛秉金氣最盛。金能尅木。蠶又生於春。故可入肝。味鹹又入腎。小兒驚癇多風熱之症。或熱極肝風內動。致成驚癇。殭蠶秉金氣所生。金能尅木。辛散風。鹹爲水味可清熱。風熱除。驚癇愈。小兒夜啼。是熱入於陰。殭蠶秉金氣。金爲陰屬。且氣味鹹辛。可散陰分之熱。故治之。三蟲是溼熱風木所化。殭蠶辛散溼。金尅木。鹹清熱。且殺蟲。故去三蟲。黑䵟者形如雀斑。是血燥所致。陽明之脈容於面。火盛血被煎耗則黑䵟。殭蠶鹹清熱。辛通陽明血脈。故黑䵟可去。面色好。義同男子前陰瘙。由於風溼熱所致。殭蠶辛可散風燥溼。鹹可清熱。故治之。

附論蠶與蟬所治大同小異。亦不可多用。其能治瘙有卓效。

原蠶沙。氣味甘辛寒無毒。主治腸鳴。熱中。消渴。風痺。隱疹。

註蠶沙。氣味甘辛寒無毒。腸鳴者腸胃有熱相觸而鳴。蠶沙甘入脾。又入腸胃。寒可清熱。腸胃熱清。則腸鳴止。陽明氣盛。則中焦薄熱而口渴。蠶沙甘緩熱。辛散熱。寒清熱。故治之。風痺者風爲陽邪。蘊久成痺。蠶沙辛寒散熱。則痺可通。隱疹不出。由於熱盛。蠶沙辛寒清表。故治之。

附論蠶沙辛寒。世人多用爲兒枕。但小兒薄弱者。往往有項強之症。不可不知。

樗雞。氣味苦平有小毒。主治心腹邪氣。陰痿。益精強志。生子。好色。補中。輕身。

註樗雞氣味苦平有小毒。色赤有花紋。因生於樗。故得名。樗爲春木發之最早者。樗雞亦得其氣。故秉春氣入肝。味苦入心。苦下降可領心陽下交腎水。故可治陰痿。并益精強志生子。心腹間被寒所迫。心陽不振。樗雞秉木火之氣最盛。可助心陽。而逐水邪。好色血之華於面也。心火足則土旺。補中者火生土也。土健則身輕。

附論樗雞世少用者。亦不易覓。今之藥肆不備。

䗪蟲。氣味鹹寒有毒。主治心腹寒熱洗洗。血積癥瘕。破堅下血閉。

註䗪蟲生物也。居濕土中。斷之能復原。故世人以治骨傷。其氣味鹹寒。鹹能輭堅。且爲生物。其力較草木功大。心腹寒熱者。由於癥瘕血積所致。人之氣血晝行二十五度。周於身。循環不息。則人無疾苦。一有積滯。或氣有所不通。或血有所不流。遂令偏陽則熱。偏陰則寒。䗪蟲鹹寒攻堅下血。血行氣走。氣血流通。諸疾自瘥。

附論䗪蟲。在金匱方中有大黃䗪蟲丸。治瘧母。亦以其攻堅破血。並治婦女癥瘕。因其鹹輭之力大。用者慎之。婦女肝血虛不可用。

蝱蟲。氣味苦微寒無毒。主逐瘀血。破血積。堅痞癥瘕。寒熱。通利血脈。及九竅。

註蝱蟲飛蟲也。能食牛馬血。性味苦寒有毒。因其善攻堅。且有血以血活血。專入血分。其力甚猛。故治血之癥瘕痞積諸症。血行積聚消。而寒熱除。不但通利血脈。九竅不通。亦可通利。其猛烈有如是者。用者慎之。本經用逐字者甚少。此藥用逐字。可見一斑。

附論傷寒中有抵當湯。治熱入血室。內有蝱蟲。正取其苦寒清熱逐血。血行熱去。諸症悉愈。

蛞蝓。氣味鹹寒無毒。主治賊風喎僻。跌筋。及脫肛。驚癇攣縮。

註蛞蝓。氣味鹹寒無毒。有液秉水氣而生。能清熱入肝腎。風為陽邪。中於人而成喎僻。蛞蝓清熱。熱去風息。喎僻可治。又一法用其外治。如用蟮魚血治喎僻然。其輭而潤動。有疏通血脈。伸縮筋絡之功。故能治跌損筋傷。及攣縮之症。脫肛者。溼熱下注所致。用其鹹寒清熱。熱清肛縮。亦可外治。脊爛外上。並可治咽痛。皆以其鹹寒之力。驚癇乃肝熱極而生風。蜓蝓入肝能去其熱。故驚癇愈。

附論蜓蝓。世少用者。其涎能消諸蟲毒。南方溼土雨後出。長二三寸。腹灰白。背微黃有黑點。頭有角甚長。烈日下則化為黑水。

蝸牛。氣味鹹寒有小毒。主治賊風喎僻。踠跌。大腸脫肛。筋急及驚癇。

註蝸牛氣味鹹寒有小毒。秉金水之氣而生。能清熱。有甲可入肺。風為陽邪。中於人而成喎僻。蝸牛清熱熱去風息。喎僻可治。其轉而潤動。有疏通血脈。伸縮筋絡之功。故能治踠跌。筋傷。及筋急之症。大腸脫肛者。溼熱下注所致。用其鹹寒清熱。熱清肛縮。驚癇肝熱極而生風也。去其熱驚癇可愈。

附論蝸牛與蜓蝓等耳。不過一大一小。一有甲一無甲而已。但蝸牛鹹寒有甲。秉金水之氣。能消瘰癧。

露蜂房。氣味甘平有毒。主治驚癇。瘈瘲。寒熱邪氣。癲疾。鬼精。蠱毒。腸痔。火熬之良。

註露蜂房。氣味甘平有毒。甘能緩。味平。可陰可陽。感霧露之清涼。可去熱。甘緩肝熱。則驚癇瘈瘲可痊。邪氣寒熱亦可平。癲疾多爲肝膽病。治其火熱。緩其病勢。則癲疾可愈。其能治鬼精蠱毒者。因其能清緩邪熱。秉秋金肅殺之氣。故又能入陽明燥金。治腸痔。但此藥外用時最多。內服不常見也。

附論露蜂房。輕清兼有升散。故可治風火牙痛。外科取其形如瘡形。其性甘緩而微寒。故多用之。

烏賊魚骨。氣味鹹微溫無毒。主治女子赤白漏下。經汁血閉。陰蝕腫痛。寒熱癥瘕。無子。

註烏賊魚。即粤中俗名蚘魚是也。因其能吐黑汁乃得名。其汁書字日久無形。其形性如此。烏賊魚骨氣味鹹微溫無毒。色白輕清。質燥入肺腎。女子赤白漏下經汁。多由肝鬱脾溼所致。烏賊魚骨味鹹溫可益腎和肝。稟金氣可治肝。質燥可去溼。肝鬱解。脾溼除。其症可痊。又治血閉陰蝕腫痛者。因其味鹹能輭堅。又因其有黑汁。能入腎。腎主二便。且肝又絡於陰。故血因肝鬱。腎虧而閉。肝鬱有溼。而陰蝕腫痛皆可除也。癥瘕滯陰陽或寒或熱。烏賊魚骨鹹軟去其堅。故癥瘕可除。女子肝鬱。癥瘕血閉經汁。赤白帶下。安得有子。諸疾除則五臟安。氣血調。故可以治無子。

附論烏賊魚骨。內經用治乾血。加茜草。此方祇四味藥、為先聖所遺。細玩索其理。妙不可言。烏賊魚骨。剛也。茜草。剛也。雀卵。柔也。鮑魚汁。柔也。剛柔相濟。自然陰陽氣和。乾血可已。

文蛤。氣味鹹平無毒。主治惡瘡。蝕五痔。

註文蛤。氣味鹹平無毒。可為粉。能軟堅燥溼。外治用其燥溼之功為多。又可內服。能化溼邪。色白入肺。可走皮膚。故仲聖即用治太陽病不解。以水潠之而皮膚生粟瘡。口渴不飲者。其治惡瘡蝕五痔。皆其燥溼鹹軟之力也。

髮髲。氣味苦溫無毒。主治五癃。關格不通。利小便水道。療小兒驚。大人痓。仍自還神化。

註髮髲。浮皮也。稟心腎所生。氣味苦降溫和。凡五臟陰陽不調。而致癃閉關格不通。水道不利。小便不通。皆陰陽失序。或水不濟火。或火不濟水之故。髮髲為心腎所結。故還歸心腎。心腎既濟。則諸症自痊。小兒驚。大人痓。皆水不濟火之故耳。

附論髮髮世罕用。用多令人音啞同耳垢。人髮有胎髮。有婦人髮。皆入藥。其所治大同小異。世燒炭以之止血。不知炭即止血。不限定必用髮。而髮是血餘。且成炭。物類所感。還自神化。亦有道理。

神農本草經註論卷中終

神農本草經註論卷下

漢中孫子雲先生講述

本經下品

附子。辛熱有大毒。主治風寒。欬逆。邪氣寒溼。踒躄。拘攣。膝痛。不能行步。破癥堅積聚。血瘕、金瘡。

註附子氣味辛熱有大毒。善行不守。故用者。常以乾薑爲佐。風寒溼寒客於上。則欬逆。客於下。則踒躄。在足則不行。在血則血凝。在外則寒其膚。在中則寒其腹。積寒則堅癥瘕生焉。附子辛能散寒。熱能溫化。寒去。氣血流暢。何病之有。金瘡受寒。用附子溫化。故可反陽。

附論附子氣味雄厚。大熱大毒。生於彰水。稟南方火氣。有回陽於頃刻之功。內服外敷。皆有奇效。爲寄百里命。託六尺孤之品。然用之不當。反掌殺人。有甚於刀兵。不可不慎。

欲觀寒症。必知其脈。知其脈。審其症。辨其因。合而定之。方可知其是否眞寒也。特此事

言之雖易。行之惟艱耳。

天雄。氣味辛熱。有大毒。主治大風。寒溼痺。歷節痛。拘攣緩急。破積聚邪氣。金瘡。強筋骨。輕身健行。

註天雄。附子根之旁岔也。氣味大辛大熱。所治與附子不相上下。大風及風寒溼合而爲痺。天雄具辛發溫化之力。可除之。歷節痛者。亦因風寒溼客於關節。不得疏通。不通則痛。風寒溼客於經絡。大筋輭短。輭短爲緩。小筋馳長。馳長爲急。拘攣亦此理耳。五臟因寒成積成聚。金瘡受風受寒。寒溼久結。致氣血不能生養。筋骨輭弱。身體重濁。行步艱難。天雄氣味辛熱。可散風去寒。易云。燥萬物者。莫熯乎火。天雄具去風燥溼溫寒之力。辛散風。風化溼。金生燥。燥去溼。火熯溼。以此而治風寒溼所成之病。故有奇效。然用之不當。殺人祇在掌握。愼哉。

烏頭。氣味辛溫。有毒。主治諸風。風痺。血痺。半身不遂。除寒冷。溫養臟腑。去心下堅痞。感寒。腹痛。

註烏頭。氣味辛熱。與附子同功。辛散力最大。凡風邪。風痺。風寒。血不流通。而成血痺。或半身不遂。因其辛熱。可除散寒冷。溫養臟腑。故皆治之。心下受寒。積聚而成堅痞。烏頭氣味辛溫。亦可治也。又因於寒而致痠痛。烏頭具辛散溫化之力。氣血和暢。何痠痛之有。

附論烏頭。一名川烏。其溫熱之力。比附子稍遜。然其毒則有過之。古人以川烏草烏作毒矢。其毒可知。今也多用於外治熨洗。但不破未見膿血者可用。不然其毒入於血脈中。令人麻痺。

烏喙。氣味辛溫有大毒。主治中風。惡風。洗洗出汗。除寒溼痺。欬逆上氣。破積聚寒熱。其汁煎之名射罔。殺禽獸。

註烏喙。氣味辛溫有大毒。可外用內服者甚鮮。其治中風惡風洗洗出汗者。風傷衛。受風者。陽氣內鬱。毛孔復開。故洗洗然。惡風。衛氣不固。則汗出。烏喙辛溫散風。風去衛和。則洗洗惡風去。而汗出止。除寒溼痺者。辛溫溫散之力也。形寒飲冷則傷肺。故有欬逆上氣之症。辛溫散寒。寒冷去。欬逆止。寒凝積聚而成寒熱之症。烏喙辛溫故可治也。有大毒。取其汁能殺禽獸。又可作毒矢。其力甚猛。

附論烏喙有大毒。能令人痲痺不仁。如醉如癡。用時當慎。如其人有傷。不可近治口。如近治口。其毒順血管直入心胞。頓令人不醒。殊危險。

大黃。氣味苦寒。無毒。主下瘀血。血閉。寒熱。破癥瘕積聚。留飲。宿食。蕩滌腸胃。推陳致新。通利水穀。調中化食。安和五臟。

註大黃多脂如油。色黃而赤。有青紋。以水浸之。水生厚皮。五色雜陳。其味苦。其氣寒。苦寒清降。陰中之陰。可入陰。故下血。蕩滌五臟。通利三焦。瘀血血閉。皆可治之。因血閉氣血不和。而致寒熱。大黃通瘀。瘀通寒熱止。氣血不和。而成癥瘕積聚者。不論上中下。大黃皆能蕩之。飲之所留。食之所宿。致中氣不和。大黃皆能治也。宿邪去。新正生。所以五臟得安。

附論大黃有曰泄者。有曰補者。皆有道理。但看用於何處。急下止。是保胃。大補亦是保胃。學者細玩可也。或問中醫謂生軍不但破血。且能生新。而西醫炮製藥品。提煉最精。經數百年之研究。數千名醫化驗。證明生軍無生新之能力何也。曰。中醫論藥。不但論其質。且論其氣。論其味。論其色。生軍一藥。其質重。且有液質。故能破堅。因液而能生血。其色黃。故能清胃。其味苦。故性寒。味厚故下行。其氣芳。故能破血。若僅提出氣芳之質。用之破血則可。下行則不可。若製片用之。則能逐瘀生新。清胃破結。不過重用傷血耳。至軍咀軍炭用於何種病爲宜。凡血瘀者宜用軍咀。停滯者宜用軍炭。

半夏氣味辛平。有毒。主治傷寒寒熱。心下堅。胸脹欬逆。頭眩。咽喉腫痛。腸鳴。下氣。止汗。

註半夏氣味辛平有毒。色白。秉仲夏之氣而生。故名半夏。入手太陰足陽明。其氣味雄烈。因其有升降陰陽轉樞之功。主治傷寒寒熱往來。故小柴胡用治少陽症。寒熱往來。心下堅者。表邪壅遏不通。或因溼邪內蘊所致。半夏有升降之力。辛散之功。故能治之。欬逆胸脹。有因外邪者。有因氣不下降者。有因溼痰內蘊者。半夏辛散下氣除溼。皆可治之。頭爲諸陽之首。最喜輕清。一有邪干。則或痛或眩。不論其內外眩暈者。多主氣不降。溼邪蒸半夏下氣除溼。故頭眩可療。咽喉腫痛。溼熱所致者。非大熱症也。半夏除其溼。下其氣。故咽喉腫痛可愈。蓋氣有餘。亦是火也。腸中溼邪相擊而鳴。陽氣下陷則失氣陽明之氣不能納則汗出半夏有升降陰陽辛散之力又秉陽明金氣收斂故能治之。

附論半夏有用治外科者取其麻可止痛斂燥收口內科今人多以之治痰本經無一字提及因其痰無氣祇能下注不能上升半夏下氣氣降則痰降是也。

連翹氣味苦平無毒主治寒熱鼠瘻瘰癧癰腫惡瘡癭瘤結熱蠱毒。

註連翹形如紫荊叢生翹者實也其形象心氣味苦平無毒氣輕色青可入手厥陰並少陽少陰太陰絡藥也寒熱所成鼠瘻瘰癧結於項下已潰未潰皆可治之經云諸痛瘡癢皆屬於心翹象心苦平清心心熱清癰腫消惡瘡愈癭瘤結熱是血氣積聚久而成熱連翹苦平清熱熱清氣血得和其疾可除蠱毒爲溼熱所化連翹苦涼去其溼熱故蠱毒可消。

附論連翹具形如筋絡又象心可通十二經故能治瘰癧諸症外科多用其清熱化毒翹根世少用者其氣味甘寒因其爲根陰也降也有益肝腎而肝又益脾今不贅。

桔梗氣味辛微溫有小毒主治胸脇痛如刀刺腹滿腸鳴幽幽驚恐。

悸氣。

註桔梗。氣味辛微溫色黃白。入手足太陰。又入陽明肺與大腸相表裏。胸為肺之府。胸脇痛如刀刺者。是清氣不升濁邪不降也。腸鳴幽幽腹滿者。陰陽混亂也。桔梗能調和氣道。肺主氣。又主制節。氣有所制節。則何者為陰何者為陽。上之下之各中其節。何病之有。驚者氣散。恐者氣下。皆氣有所乖。悸則分二。一為陰虛之悸。一為陽弱之悸。血不養心而悸。陰虛也。心下水氣作悸。心陽不振之悸也。總之陰陽氣不和耳。桔梗能調氣。氣調則諸疾痊。

附論 世人多以桔梗為舟楫。言其有升提之功。仲聖以甘草合而治咽痛。是升降陰陽也。有以桔梗充西參用者。動輒二三錢。豈不嫌其升提太過。如用防風而代黨參。不可不知。

白頭翁根。氣味苦寒無毒。主治溫瘧狂猲寒熱癥瘕積聚。癭氣。逐瘀。止腹痛。療金瘡。

註白頭翁。氣味苦寒無毒。功能清熱化淫。溫瘧狂猲。為濕熱所成者居多。寒熱為少陽症。而溼熱亦多寒熱。因其清熱化溼。皆能治之。故因溼熱醞釀而成。癥瘕積聚。變氣各症。白頭翁亦可治之。白頭翁又有疏通氣血功能。故可逐血。氣血不通則腹痛。得白頭翁疏通氣血。氣血和。則痛止。其治金瘡亦其活血之力也。

附論白頭翁湯。用治滯下。頗有卓效。然仲師每用於產後下痢。白頭翁與漏蘆同形。不可錯用。白頭翁有細毛。漏蘆無毛。誤用雖無大害。其性不同。所治各別。今藥肆中以蘆翁為一。由來甚久。不可不知。

甘遂氣味苦寒。有毒。主治大腹。疝瘕。腹滿。面目浮腫。留飲宿食。破癥堅積聚。利水穀道。

註甘遂氣味苦寒有毒。苦寒下降。色白入肺。皮黃入脾。肺主制節。肺氣不暢。水邪橫決。以致周身浮腫。甘遂入肺。能使邪氣下降。入脾可使飲食消化。故善利水穀道。凡癥瘕疝氣大腹腹滿面目浮腫。皆溼水為患。水穀道利。則諸疾可蠲。

附論傷有十寒棗湯。用甘遂而以大棗佐使。一而驅邪。一而固正。甘遂甘草並用。亦同其義。

天南星氣味苦溫有大毒主治心痛寒熱結氣積聚伏梁傷筋痿拘緩利水道

註天南星氣味苦溫色白入肺苦降可達三焦苦本心之味又可入心溫散而燥復有辛味故能利水道水道利溼寒去則心下溼邪作痛可除結氣作寒作熱可治心積伏梁肺氣下降則水邪順流積聚可除風寒濕有傷經絡筋骨爲痿爲拘爲緩天南星苦燥辛溫能鐲其風寒溼風寒溼去則諸疾可除

附論天南星淮產佳今[illegible]多製過故有膽星之稱常用治風寒之疾外科用生者以止痛有大毒較半夏尤甚

大戟氣味苦寒有小毒主治蠱毒十二水腹滿急痛積聚中風皮膚疼痛吐逆

註大戟氣味苦寒直通上下故可入手足十二經絡行周身水氣服後身如被雨淋此形客苦寒下降之力非出汗也其性極猛故因溼熱所化之蠱毒能治之十二經水去則腹滿急痛可除水邪積聚蘊溼中風皮膚疼痛以致水邪上干吐逆之症悉能應手收效

附論甘遂。大戟。芫花皆行水利器。其力猛甚。用者愼之。不然水邪雖去。人亦不存。

澤漆。氣味苦微寒無毒。主治皮膚熱。大腹水氣。四肢面目浮腫。丈夫陰氣不足。

註澤漆氣味苦微寒無毒。生於水澤。故得名。因其生於水。故可治水。色白入肺。兼能入脾。因其相剋故耳。非眞入脾土。土惡溼。溼積土不健運。以致大腹滿。水氣臚脹。脾主四肢。四肢浮腫。責在脾不健運。而水邪泛濫。甚至上逆爲欬。爲面目浮腫。皮膚寒熱。皆陽氣鬱遏不伸所致。澤漆苦寒淸化溼熱。溼熱除。陽氣得伸。諸疾可痊。男子陰不足。非陰涸。是陰液中有水邪。如酒之有水也。

附論金匱澤漆湯。治水邪上逆欬逆。脈沉者。足見其苦寒下降之力也。

常山。氣味苦寒有毒。主治傷寒寒熱。熱發溫瘧。鬼毒。胸中痰結。吐逆。

註常山氣味苦寒有毒。生於恆山。因避諱改爲常山。其質中空輕淸。而味苦寒下降。傷寒作寒作熱。或少陽寒熱往來。皆陰陽升降不利。常山可升可降。陽升陰降。各循其常。則寒熱可除。熱蘊藏於內。發爲溫瘧。亦因陰陽不利。不過偏於一隅耳。鬼爲陰氣。鬼毒之來皆因其人陰陽錯亂。常山有升降陰陽之功。故能治也。胸中痰結吐逆。亦因陰陽失序。當升者升之。當降者降之。則諸疾可除。

附論常山苦寒有毒。其毒者何。曰苦可涌泄。有發越之力。能令人吐也。故世人相習爲吐藥。究其實苦寒下降力較大耳。

蜀漆氣味辛平有毒。主治瘧及欬逆寒熱。腹中堅癥。病痞積聚。邪氣蠱毒鬼疰。

註蜀漆氣味辛平有毒。按發明云。爲常山之苗。禀金水之氣所生。能由陰轉陽。瘧者乃邪湊半表半裏之間。漆可由陰轉陽。能將邪氣散去。故治之。欬逆寒熱者。邪客太陰肺氣不宣。故有寒熱。漆辛散其邪。邪去可痊。凡腹中癥堅。病痞結積聚諸症。皆由邪結所致。漆辛散其邪。且能由陰轉陽。故癥痞可去。蠱毒乃由於濕所釀成汚穢之氣。漆可辛散其濕。並可宣吐。故能治之。鬼者陰類也。陰從其類中於人身而成鬼疰。漆力能入陰轉陽。何鬼之可存。

附論傷寒脈浮。其症在表宜汗之。然誤用火法。則火邪直迫眞陽。而欲亡矣。蓋火本屬陽。故直入於陽。而迫刼之陽既被刼。乃至欲亡而未亡。火邪又乘虛入裏。擾亂神明。故躁狂起臥不安。此際表邪未解。火邪已入陰分。眞陽又將亡而未亡。欲斂其陰。則邪亦固閉。若直透表則眞陽必亡。故不用斂陰之芍。而以龍骨牡蠣鎭納眞陽。復以由陰轉陽之蜀漆將邪由陰分引出。仍轉於陽。然後藉桂枝生薑之力表而出之。此所謂救逆湯也。

葶藶子。氣味辛寒無毒。主治癥瘕積聚結氣。飲食寒熱。破堅。逐邪。通利水道。

註葶藶子。氣味辛寒苦無毒。色赤黃入太陰。兼入太陽。用者雖有甘苦之分。其功用不相上下也。辛入肺。肺居至高。統人身諸氣。且爲水之上源。凡氣結水道不利等症。皆可治之。且無形之氣既結。則有形之癥瘕積聚可成。或停飲傷食而鬱肺氣。致令發寒作熱。此藥辛苦而寒。散降肺氣。肺氣通。則氣率血行。水隨氣運。諸堅可破。諸邪可逐。氣化則水道亦通。要之皆在降肺耳。

附論人身之氣。節制於肺。肺氣調。自無大病矣。然葶藶子力猛。且能降大便。不可不知。

故水氣在胸間者。仲聖有陷胸之劑。此開鬼門之法也。所謂小青龍亦治水氣。真武亦治水氣。各有不同。用時當慎。

蕘花。氣味苦寒有毒。主治傷寒溫瘧。下十二經水。破積聚大堅癥瘕。蕩滌胸中留澼。飲食寒熱邪氣。利水道。

註蕘花。氣味苦寒有毒。力猛世少用者。仲聖曾用以治水。即小青龍湯。如芫花條有此。故有治傷寒句云云。然以此治傷寒。未免太濫。其性本寒。水之性可入太陽。色黃為花。微有辛味。又入兩太陰。張隱菴云標陽。似不妥。若云入太陽之腑。則近似矣。所以能治傷寒有水氣及溫瘧飲水而宿者。皆因苦寒下降。由中而下之力。且十二經之水。為分野之水。比之洪水泛濫無歸。得蕘花之力可鑿禹穴。統言大堅癥瘕積聚。皆水蓄也。此藥既苦寒下降。故可利之。胸中為太陰之分野。留澼或飲食或寒或熱。以上諸邪俱可去之。本經內藥草用破字者不少。而蕩滌之語不多。不可不知。實因其力猛也。

附論蕘花有云即芫花。非也。蕘花如莉花。芫花亦如之。但一有毛刺。一如柳葉。且芫花。辛溫。此則苦寒。然古人用之每多一樣。因俱有利水之功也。若以礜石而易礜石。則功用不同。其禍立至。可不慎歟。

芫花氣味辛溫有小毒。主治欬逆上氣。喉鳴喘。咽腫短氣。蠱毒鬼瘧。疝瘕癰腫。殺蟲魚。

註芫花氣味苦辛溫有毒。不可輕用。反甘草。用時不可近目。近之則盲。一說能蝕人膚。可知其毒甚猛。肺氣遏。則水邪不運。因此蓄水。氣水相激。上逆則有欬逆。喉鳴喘。咽腫。短氣。等症。芫花味辛入肺。氣溫逐寒。既散其氣。且逐其水。故皆能治之。蠱毒為溼所釀。鬼瘧亦陰霾之氣。辛溫皆可祛之。溼寒下注而成疝瘕。或溼蘊而為癰腫。亦皆治之。殺蟲魚者。是其毒之力。因蟲魚天眞本溼。此有祛溼之功。則足殺之也。

附論芫花前言反甘草。言其能緩其力也。其花莖葉有毛刺。本經無一字利水。而世人皆用其利水。且大效。未嘗不是治水之上源也。

萹蓄氣味苦平無毒。主治浸淫。疥瘙。疽痔。殺三蟲。

註萹蓄氣味苦。性平無毒。生於溼地。一名扁竹。其葉如竹而小。故為溼草類。疥瘙疽痔三蟲。皆緣溼生。萹蓄苦可燥。又可清。故能治之。浸淫瘡。不外溼蘊所成。此等症不甚大痛。然作奇癢。皆因溼久生蟲。故浸淫不已。此藥有殺蟲之功。利水之效。故皆治之。

附論萹蓄世皆以之利水。而本經并無利水之明文。蓋因苦可入心。心與小腸相表裏。小腸火化。則膀胱化氣矣。猶之分清飲用蓮心。取其瀉心火由小腸出也。

商陸根。氣味辛平有毒。主治水腫。疝瘕。痺。熨除癰腫。殺鬼精物。

註商陸。一名當陸。白花者可服。赤花者有大毒不可服。其性辛酸寒平。本經祇載辛平。其氣頗烈。入兩太陰。水氣結而成實腫者。此藥爲斬關奪門之將。可大利之。疝瘕因於溼者。可蠲之。溼蘊爲痺。外用熨之。溼成癰腫。利水可消。陰氣所結之鬼精物。因其力猛亦殺之。

附論古讚云。其味酸平。其形如人。功能消水。其效如神云云。已將此藥形容盡之矣。用時當愼。以黑豆湯浸之而後用。不入煎劑。剉末冲服。若與生水同服。則殺人。忌鐵器。

藜蘆。氣味辛寒有毒。主治蠱毒。欬逆。洩痢。腸澼。頭瘍。疥瘙。惡瘡。殺諸蟲毒。去死肌。

註藜蘆。氣味辛苦寒。辛金入太陰肺。苦燥可涌可泄。性寒清熱。凡溼熱之蟲毒。此藥能宣吐之。痰蘊於中。肺氣不得升降而欬逆。此藥可吐其痰。痰去肺淸則欬逆止。溼積泄痢。或腸澼。此藥既淸溼熱。并有升提腸胃之力。是宣吐之功可提其氣。頭瘍疥瘙惡瘡。皆溼熱所成。此藥辛苦而寒。故可治之。殺蟲者。是滅其天眞也。脾主肌肉。阻於溼。脾不運化。而肌死。此藥苦燥可入脾。亦可去其溼熱。脾氣運化則肌活矣。

附論藜蘆一名山葱。食之令人大吐。救此多食。慈葱可解。

楊寶之曰。藜蘆味苦甚。人之五臟六腑各有精液。藜蘆宣吐。雖去風痰溼熱。恐傷臟之陰。用時小心。吾曾治婦人經水不止無效。千方苦思後用戴人法吐之。立止。不可不知。然設其人大虛。亦當愼之。

旋覆花。氣味鹹溫有小毒。主治結氣胸下滿。驚悸。治水。去五臟間寒熱。補中下氣。

註旋覆花氣味鹹溫有小毒。花如毛。可入肺。鹹爲水味。可下行。性溫能散。人秉天地之氣所生。氣之旋轉一如天地。此花上升下覆。可旋轉陰陽。陰陽旋轉。則氣結化。脇下氣水之滿。亦可蠲除。驚悸者。氣或亂。或下。而不升。此花可旋轉之。水隨氣行。氣行水治。五臟爲陰。裏氣鬱生寒熱。此花可升降之。補中是其逐邪之力。下氣是其旋轉之功。

附論旋覆花仲聖有旋覆代赭石湯。用之亦升降耳。然降多於升。用時包煎。

靑葙。氣味苦微寒無毒。主治邪氣。皮膚中熱。風瘙身癢。殺三蟲。子氣味同。主治脣口靑。

註靑葙氣味苦微寒無毒。苦爲火之味。寒爲水之味。苦可燥溼。寒能淸熱。風溼之邪。客於太陰所屬之皮膚。而作熱。或風溼而成瘙癢。或爲三蟲。苦寒入心。心火去。則肺氣宣。宣則眞運。運而疾療。子氣味同。主脣口靑者。爲木尅土症。苦寒泄木之子。其疾可痊。今人多以治目。亦此理也。

附論靑葙。氣味微辛苦寒。皃靑秋紅。故入心肝。其子外黑。又可入腎。其光華如瞳子。故治目。其所以能治脣口靑者。以其苦入心也。心屬火。火乃肝之子。脾之母。脾開竅於口。靑者。乃肝木之邪來尅脾土。肝實則瀉其子。至其入肺。亦苦入心之功。火能尅金。是制其所勝也。

貫仲根。氣味苦微寒有毒。主治腹中邪熱氣。諸毒。殺三蟲。

註貫仲。氣味苦寒有毒。苦燥。寒清。故能清腹中結氣之熱。苦寒可去諸熱毒。殺三蟲。亦是苦燥之功。

附論貫仲有戲置水缸中。蟲皆宿之。一日一易方妥。不然貫仲霉爛。更有毒矣。

蛇含草。氣味苦微寒。無毒。主治驚癇寒熱邪氣。除熱。金瘡疽痔鼠瘻。瘡頭瘍。

註蛇含草。世少用者。所治諸疾。俱爲溼熱所成。苦寒消化。是其治也。

附論蛇含草。今市無貨者。傳言有鄉人見蛇竊食雞蛋。鄉人知之。以鵝卵石易之。蛇誤爲卵而食石。脹轉欲死。委蛇至叢草中。含此草少焉石化。鄉人覓此草治人石淋痞積。應手取效。故名蛇含。又一說非此草。另爲一種。俟考。

狼毒根。氣味辛平有大毒。主治欬逆上氣。破積聚。飲食寒熱。水氣。惡鼠瘻。疽蝕。鬼精。蠱毒。殺飛鳥走獸。

註狼毒根氣味辛苦微寒。有大毒。能殺生物。其味辛甚。欬逆上氣。爲肺氣不降。此藥味辛入肺。可殺可散。其症可痊。積聚者。氣道不行。故耳飲食寒熱者。氣失其治。氣滯水蓄。

此藥辛可開之。惡瘡鼠瘻疽蝕鬼精蠱毒。大概皆為陽氣不宣陰霾迷蒙所致。此藥辛能散之。皆可治也。飛鳥走獸蠱毒俱為有氣息之物。此藥辛毒散其真氣。故能殺之。

附論狼毒根世少用者。用時慎之。或疑狼毒與狼牙為一種。不知狼毒如防葵入水而沉。狼牙形如小蒜。非一種也。

狼牙根氣味苦寒有毒。主治邪氣。熱氣。疥瘙惡瘍瘡痔。去白蟲。

註狼牙根。氣味苦寒。所治之症。皆濕熱症也。苦燥寒清。是其正治。

附論古方有用治心痛者。是蟲痛得效。否則殺人。不可不知。

羊蹄根氣味苦寒無毒。主治頭禿。疥瘙。除熱。女子陰蝕。

註羊蹄根。氣味苦寒無毒。苦寒清化。能除熱氣。故治血熱。或濕熱病後餘熱。頭禿者。並治疥瘙陰蝕諸疾。

附論羊蹄根。世罕見。不可輕用。

羊躑躅花。氣味辛溫有大毒。主治賊風在皮膚中淫淫痛。溼瘧。惡毒。諸痺。

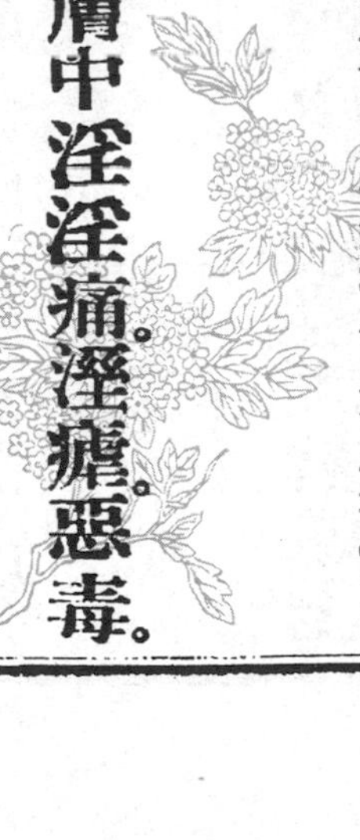

註羊躑躅花。氣味辛溫。其力能入肺。使氣散亂。風淫痛。當其氣亂不知其苦淫瘧以其辛溫大毒能殺之也。痺亦能開。

附論羊躑躅花之辛。非辛辣之辛。乃麻辛也。

瓜蒂。氣味苦寒有毒。主治大水。身面四肢浮腫。下水。殺蟲毒。欬逆上氣。及食諸果病在胸腹中。皆吐下之。

註瓜蒂。氣味苦甚。性寒苦能涌泄。寒能清降。苦寒。燥化可升可降。故治大水之蓄。身面四肢浮腫之淫。功專下水。淫熱所生之蟲。亦可殺之。水蓄於中。肺氣不降而成欬逆上氣之症。此藥有升降之功。故可治之。食果致病在於胸腹。此亦可治。皆取其有吐下之功。

附論瓜蒂可作吐劑。今世鮮用。勿輕試。大傷胃陰。

莨菪子。氣味苦寒有毒。主治齒痛。出蟲。肉痺。拘急。

註莨菪子。世有用以止痛止血者。以其麻苦性寒。故耳不可多用。多用令人迷惑。市上亦無貨者。此藥生於海濱。其處居民。多用以治外科。

夏枯草。氣味苦辛寒無毒。主治寒熱瘰癧。鼠瘻頭瘡。破癥瘕癭結氣。脚腫溼痺。

註夏枯草。氣味苦辛寒無毒。辛散。苦降。寒清熱。入少陽。少陽蘊邪。而成寒熱。或氣結而成瘰癧鼠瘻頭瘡。皆可治也。氣結血不升降。而成癥瘕者。此藥辛苦能降能散。俱可收效。少陽氣結。土無以疏而成脚腫溼痺。此藥散少陽之氣。而疏脾土。其症可痊。

附論世用治瘰癧。未見大效。非重用不可。

蚤休。氣味苦微寒有毒。主治驚癇。搖頭弄舌。熱氣在腹中。

註蚤休氣味苦微寒。味苦可降。性寒清熱。心中火熱。則發爲驚癇。頭爲諸陽之首。舌乃心之苗。心中火熱。故有搖頭弄舌之症。此藥苦寒去熱。故可治也。非治腹中之熱氣。

附論一名草河車。

白芨根。氣味苦平無毒。主治癰腫惡瘡。敗疽。傷陰死肌。胃中邪氣。賊風。鬼擊。痱緩不收。

註白芨根。氣味苦平無毒。但治外科。內服止血。別無他用。本經所言未必定也。

白歛根。氣味苦平無毒。主治癰腫疽瘡。散結氣。止痛。除熱。目中赤。小兒驚癇。溫瘧。女子陰中腫痛。帶下赤白。

註白歛根氣味苦平無毒。多脂稟秋金之氣所生。色白蔓生。可升可降。故治氣血不通之腫痛。苦平化滌。可去帶下赤白。氣血升降。則痛可止。苦爲火味。又能下降。故可除熱。癰腫疽瘡亦可收斂。小兒驚癇目中赤。俱爲肝熱之症。白歛苦可清熱。金能尅木。故俱可療。

附論蔓生者多入絡。以其象形也。入絡則入肝。驚癇病亦可爲絡病。

鬼臼。氣味辛溫有毒。主治殺蟲毒。鬼疰精物。辟惡氣不祥。逐邪。解百毒。

註鬼臼所治之病。蟲耶。鬼耶。精物耶。不祥惡氣百毒皆陰邪所致。鬼臼辛溫可散化之。

附論鬼臼一名九臼。一名天臼。又名山荷葉。又名獨脚蓮。又名犀解毒。種種名稱。不下七八種。

梓白皮。氣味苦寒無毒。主治熱毒。去三蟲。

註梓白皮。梓從辛稟秋金氣也。苦寒清熱。故主治熱毒去三蟲。

附論梓皮苦寒清熱燥溼。去熱殺蟲。今世少用者。

柳花。氣味苦寒無毒。主治風水黃疸。面熱黑。

註柳花柳葉柳枝及根白皮。皆氣味苦寒無毒。凡溼熱蒸黃。溼熱成淋。溼熱瘡疥。皆能治也。

郁李仁。氣味酸平無毒。主治大腹水腫。面目四肢浮腫。利小便水道。

註郁李仁氣味酸平無毒。而甘。稟春風所生入肝。凡水腫大腹。面目四肢浮腫。此藥木味。可以疎土。且滑利能利小便水道。水道通。小便利。諸症自痊。

附論郁李仁用以潤降。但不足持久。多服最傷陰。不可不知。

巴豆。氣味辛溫有毒。主治傷寒溫瘧寒熱。破癥瘕結聚。堅積留飲。痰澼。大腹。蕩練五臟六腑。開通閉塞。利水穀道。去惡肉。除鬼毒蠱疰邪物。殺蟲魚。

註巴豆氣味辛溫有毒。辛則散。溫則化。有毒則行。是以走而不守。凡因傷寒邪結胸腹。

及因溫燥痰蘊中州。或因積聚中氣不運。而爲寒熱者。巴豆能下胸腹邪。破痰澼。攻積聚。故治之。因其行而不守。且氣味辛溫。是以破癥瘕積聚。堅積留飲。痰澼大腹。蕩練五臟六腑。開通閉塞。利水穀道。又因其有毒性烈。則去惡肉。除鬼毒蠱疰。邪物殺蟲魚。

附論巴豆色黃而白。入陽明。有推牆倒壁之功。有破腸裂胃之害。治寒痰積。其效如神。治宿結亦效。惟熱結在裏。非大黃不可。用巴豆立傷生命。一治寒一治熱。不可不審。

雷丸氣味苦寒有小毒。主殺三蟲。逐毒氣。胃中熱。

註雷丸氣味苦寒有小毒。入肝。風溼所生之蟲。可以療治溼熱毒氣。及胃中熱。因其苦寒下降。亦皆可治。又能治小兒驚風痰熱。皆其苦寒之力也。

附論雷丸氣味苦寒。清熱化溼。惟有小毒。降力甚大。不可常用。

代赭石氣味苦寒無毒。主治鬼疰。賊風。蠱毒。殺精物惡鬼。腹中毒邪氣。女子赤沃漏下。

註代赭石。氣味苦寒無毒。色黑赤。本如肝之色。體重如鐵。碎有乳頭形者佳。凡鬼疰之邪。精物惡鬼作祟。此藥可鎮納之。肝主風。肝風息則賊風滅。蠱毒爲溼熱所結。此藥苦寒鎭墜。故能治也。女子以血爲大體。血藏於肝。肝鬱則成癥瘕痞塊。而致赤沃。或爲漏下。皆可降逆鎭墜之。氣出虛者忌之。

附論。赭石氣味苦寒。清熱降逆之品。不可用於虛者。切記。

鉛丹。氣味辛微寒。無毒。主治吐逆反胃。驚癇癲疾。除熱下氣。

註。鉛丹氣味辛微寒。有小毒。重墜除熱下氣。故肝胃濁氣上逆。吐逆反胃。風熱內動。痰邪驚癇癲疾。皆可鎭納之。不可輕用。煎膏用生肌蝕腐。

附論。世名漳丹。以地得名。世人用者最廣。

鉛粉。氣味辛寒。無毒。主治伏尸毒螫。殺三蟲。

註。鉛粉氣味辛寒。有小毒。三蟲毒螫。皆厥陰風溼所致。能殺之。既殺蟲。而人食之亦危。

附論。鉛粉一曰胡粉。亦可煎膏。有毒能殺人。不可忽也。若伏尸之氣中人。令人膚黑。此可敷之。

戎鹽。氣味鹹寒。無毒。主明目目痛。益氣堅肌骨。去蠱毒。

註。戎鹽生溼處自成。非煎鍊者。一名青鹽。氣味鹹寒無毒。一曰有小毒。鹹爲水味。其色青黑。故可入腎。目痛月昏皆肝火所致。肝與腎相近。能滋腎水。即能清肝。故能治之。益氣者。益腎氣也。肌骨爲腎所主。多食鹹令人肌黑而骨健。此皆滋陰之力。蟲毒爲蛇蟲所化。此藥能殺之。

附論戎鹽氣味鹹寒。可以造菜。凡物經鹽則堅。

石灰。氣味辛溫。有毒。主治疽瘍疥瘙。熱氣惡瘡癩疾。死肌墮眉。殺痔蟲。去黑子息肉。

註石灰爲外用者多。性辛溫有毒。辛溫散化力猛。且燥力無比。凡疽瘍疥瘙惡瘡癩疾。皆可除之。熱氣蘊而不散。可借其力一散之。陽氣不周而成死肌。假此溫散則陽氣能布而肌活矣。痔蟲眉墮皆濕化之蟲。息肉黑子皆皮膚肌肉之疾。此溫辛散燥殺之力。俱可除也。

附論有以石灰置水中。攪之令勻。可療筋骨跌傷陳者良。

天鼠屎。氣味辛寒。無毒。主治面癰腫。皮膚洗洗時痛。腹中血氣。破寒熱積聚。除驚悸。

註天鼠屎氣味辛寒無毒。辛散寒清。天鼠所食惟蚊蚋。蚊蚋食血。故又入血。入血即入心肝脾三經。而與肝更近者。其色青故耳。頭爲諸陽之首。而癰腫者。陽氣遏而不宣也。此藥辛寒可清宣之。皮膚洸洸然時痛者。風熱滯遏。氣血不得通暢也。此藥辛寒可清開之。腹中血氣。此亦能療。辛寒破寒熱之積聚。而除心肝之驚悸。

附論天鼠屎一名夜明砂。世人以之治目。多有效。

蝦蟇。氣味辛寒有毒。主治邪氣。破癥堅血。癰腫陰瘡。服之不患熱病。

註蝦蟇氣味辛寒有小毒。去熱邪氣。破熱結癥塊。破血熱之不堅。此可凝堅之。熱癰腫。陰部熱瘡。或時行熱病。此可并治之。

附論小兒急驚用之頗效。慮風勿輕試也。

蜈蚣。氣味辛溫有毒。主治鬼疰蠱毒。噉諸蛇蟲魚毒。殺鬼物老精。溫瘧。去三蟲。

註蜈蚣氣味辛溫有毒。故主殺諸蟲毒。諸症悉去。然辛溫之品。不宜於熱。慎用可也。

蚯蚓。氣味鹹寒無毒。主治蛇瘕。去三蟲。伏尸。鬼疰。蠱毒。殺長蟲。

註蚯蚓氣味鹹寒無毒。冬則藏。春則出。是陰之於陽。陽之於陰。可升可降。其色赤。其形蜿蜒如絡。可入絡。通十二經。故凡經絡不通。以此達之。蛇瘕爲熱蘊於氣血。氣血不得升降。此藥可升降氣血。氣血升降。則瘕無存。三蟲乃風濕熱所化。此可消化之。伏尸鬼疰蠱毒之熱邪。此皆治之。長蛇化源亦可殺也。且鹹能輭堅。其用甚廣。

蛇蛻。氣味鹹甘平無毒。主治小兒百二十種驚癇。蛇癇。癲疾瘈瘲。弄舌搖頭。寒熱腸痔蠱毒。

註蛇蛻。氣味鹹甘平有小毒。秉金氣所化。金能尅木。鹹能殺蟲輭堅去熱。故小兒驚癇。雖百餘種。皆可治也。以類相從。則癲瘈瘲。弄舌。搖頭。寒熱之蛇癇。尤有特效。腸痔以脫意消之。蠱毒以毒攻毒也。

班蝥。氣味辛寒有毒。主治寒熱鬼疰。蠱毒。鼠瘻惡瘡疽。蝕死肌。破石癃。

註班蝥氣味辛寒有大毒。能利小便。有推牆倒壁之功。性極猛烈。凡一切寒熱鬼疰蠱毒之症。皆可通利之。鼠瘻惡瘡肌死久延。此藥蝕死肌。死肌去。新肉生。石癃亦能蠲除。

附論班蝥治花柳症有奇效然偶一用之則可多久俱殺人

蟯蜋氣味鹹寒有毒主治小兒驚癇瘈瘲腹脹寒熱大人癲疾狂瘍。

註蟯蜋氣味鹹寒甲蟲生於春屎土中故入肝入肺入大腸凡小兒驚癇瘈瘲此鹹寒去熱故能治之腹實脹此可推瀉之寒熱亦因而減大人癲疾狂瘍如小兒驚癇此俱可療。

附論蟯蜋可去浮熱多骨不可不知用時炙。

鼠婦氣味酸溫無毒主治氣癃不得小便婦人月閉血瘕癇痓寒熱利水道墮胎。

註鼠婦氣味酸溫無毒秉春氣生味酸入肝性溫散化氣道又生溼陰之地故婦人月閉或氣血凝結而成血瘕水道不利氣癃不得小便此酸溫化氣和肝皆可治焉

附論鼠婦能墮胎此疏肝之力也。

水蛭氣味鹹苦平有毒主逐惡血瘀血月閉破血癥積聚無子利水道。

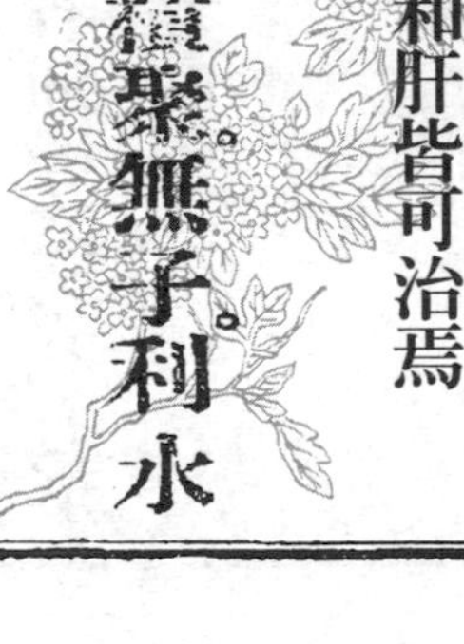

註水蛭。氣味鹹苦平有毒。用火炙之。能茹血故入血分。可伸可縮。有通達之義。凡有形之血症。皆可攻之。血積子宮無子者。亦可療之。利水道。鹹苦降之力也。

附論水蛭其性最難死。炙之有一處不到。置水中仍活。愼用。

雀甕。氣味甘平無毒。主治寒熱結氣。蠱毒鬼疰。小兒驚癇。

註雀甕氣味甘平有小毒。秉木氣最盛。故可治小兒驚癇。並緩寒熱結氣。化蠱毒鬼疰之邪。

附論此藥不常用。市亦無貨者。勿庸議。

螢火。氣味辛微溫無毒。主明目。

註螢火氣味辛微溫無毒。取其能光化。故能明目。

衣魚。氣味鹹溫無毒。主治婦人疝瘕。小便不利。小兒中風項強背起。摩之。

註衣魚氣味鹹溫無毒。鹹輭溫化。故主治婦人疝瘕。小便不利。小兒中風背起項强。外用磨之。且有滑性。如滑石。

附論衣魚一名書魚。又名白魚。專利水。能治脚氣。

神農本草經註論卷下終

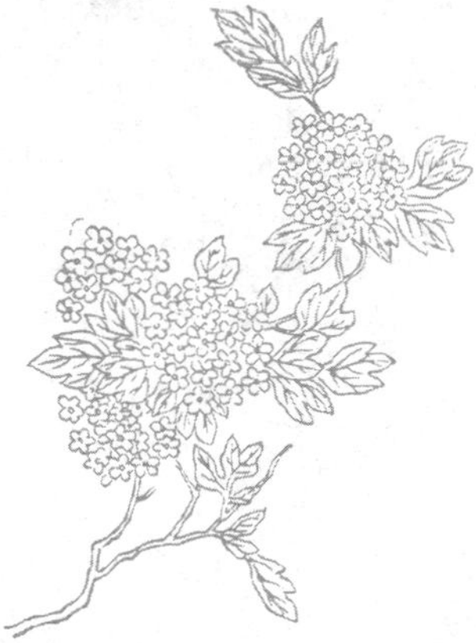

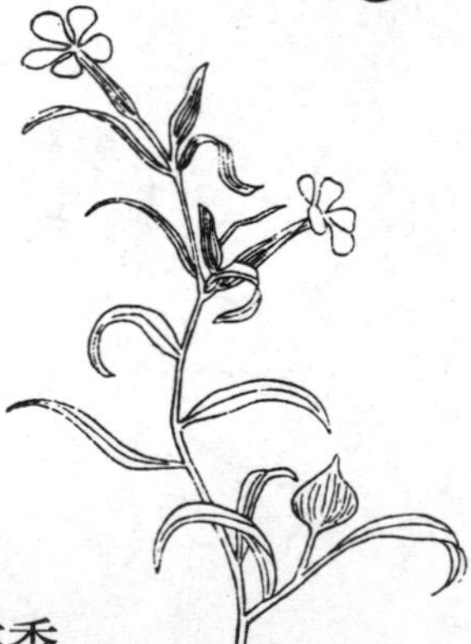

華佗醫心6

神農本草經註論

WE006

國家圖書館出版品預行編目資料

神農本草經註論 / 孫子雲 著. — 初版.—
臺中市 ： 文興出版，2006〔民95〕
面； 公分. —(華佗醫心系列：6)
ISBN 978-986-82262-8-9（平裝）
1. 本草
414.1 95021437

出版者：文興出版事業有限公司
總公司：臺中市西屯區漢口路2段231號
電話：(04)23160278　傳眞：(04)23124123
營業部：臺中市西屯區上安路9號2樓
電話：(04)24521807　傳眞：(04)24513175
E-mail：79989887@lsc.net.tw
發行人：洪心容
總策劃：黃世勳
作者：孫子雲
主編：陳冠婷
執行監製：賀曉帆
版面構成：林士民
封面設計：林士民
印刷：上立紙品印刷股份有限公司
地址：臺中市西屯區永輝路88號
電話：(04)23175495　傳眞：(04)23175496
總經銷：紅螞蟻圖書有限公司
地址：臺北市內湖區舊宗路2段121巷28號4樓
電話：(02)27953656　傳眞：(02)27954100
初版：西元2006年12月
定價：新臺幣180元整
ISBN-13：978-986-82262-8-9（平裝）
ISBN-10：986-82262-8-7（平裝）

郵政劃撥

戶名：文興出版事業有限公司　帳號：22539747

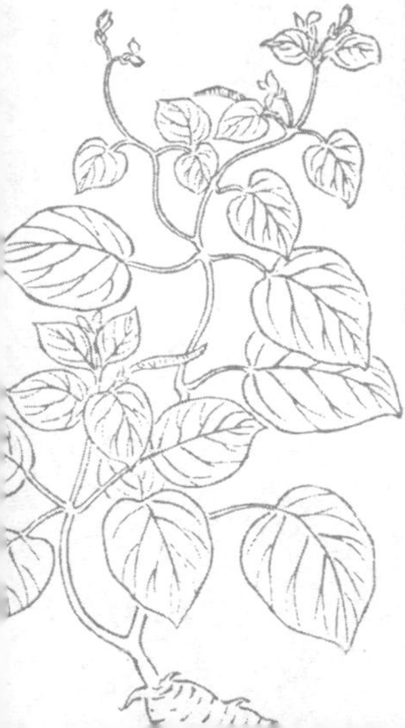

神農本草經註論是北京實善社中醫院遺稿
孫子雲先生救世之作也緣神農本草經文古辭奧醫理淵深非淺
學者所易知故我
師講解此書教授弟子意在發揚國學振興中醫并欲創立中醫學
院以此爲課本不意事與願違中道而輟誠憾事也僕恐此稿日久
湮沒擬編輯成書流傳於世商之祥君瑞年白君鎭東關君稚杉姜
君明覺馬君金標甘君華封諸君皆欣然贊助遂搜集遺稿從新校
對今甫藏事付諸鉛印江將軍宇澄李君振文奎君聘臣柯君世五
白君鎭東姜君潛菴又捐資附印以廣其傳眞幸事也此書抛棄板
權嗣後如有樂善君子翻印此書極表歡迎茲當付梓謹綴數言以
誌其實除僕捐洋貳百元外并將捐資諸君姓名繫於卷末藉告來
者

江將軍宇澄捐洋伍拾元
李君振文捐洋 拾 元
奎君聘臣捐洋貳 拾 元
姜君潛菴捐洋壹 百 元
柯君世五捐洋 拾 元
白君鎭東捐洋 拾 元

共計洋肆百元印壹千叁百部

辛未歲冬月望冬至日王質卿謹識

展讀文化出版集團
flywings.com.tw